Dᴿ A. CULLERRE

LES ENFANTS NERVEUX

ÉDUCATION
ET
PROPHYLAXIE

PARIS, PAYOT & Cᵢₑ, 1914

LIBRAIRIE PAYOT & Cⁱᵉ, PARIS

M⁰ᵉ de Girardin. *Le Vicomte de Launay (Lettres parisien-*
nes.. 3 50
Michel Epuy. *Le Nouvel homme. Roman*................. 3 50
J.-P. Porret. *Mimi Lalouet. Roman*.................. 3 50
Pierre de Coubertin. *Essais de psychologie sportive*...... 3 50
Louis Cazamian. *Études de psychologie littéraire*......... 3 50
Floris Delattre. *De Byron à Francis Thompson*.......... 3 50
Gustave Jéquier. *Histoire de la civilisation égyptienne*... 3 50
Emile Javelle. *Souvenirs d'un alpiniste*................ 3 50
Dʳ W. A. B. Coolidge. *Les Alpes dans la Nature et dans*
l'Histoire.. 7 50
Louis de Chauvigny. *Le fils de Laclos*................ 5 »
C. de Tschudi. *La mère de Napoléon*................ 3 50
Francis de Miomandre. *...d'amour et d'eau fraîche*..... 3 50
Maxime Gorki. *Contes d'Italie*..................... 3 50
Dora Melegari. *Les Victorieuses*................... 3 50
Noëlle Roger. *Apaisement*........................ 3 50
M. Bonneff. *Didier, l'Homme du peuple*.............. 3 50
G. Clemenceau. *Dans les champs du Pouvoir*.......... 3 50
Houston Stewart Chamberlain, *La Genèse du XIXᵉ siècle.* 12 »
Henri F. Secretan. *La Population et les Mœurs*....... 3 50
Antoine Vicard. *Au pays des volcans morts*........... 3 50
Dʳ F. Helme. *Notre santé*........................ 3 50
Léonid Andréief. *Judas Iscariote*.................. 3 50
E.-A. Ross. *La Chine qui vient*................... 3 50
Urbain Gohier, *Pour être sages*................... 3 50
Walter Pater. *La Renaissance*..................... 3 50
William James. *Aux étudiants*.................... 3 »
M⁰ᵉ H. de Maday, *L'amour maternel*................ 3 50

Boccace. *Le Décaméron (Contes choisis)*............. 3 50
Jean de La Fontaine. *Psyché*..................... 7 50
J.-J. Rousseau. *Les Rêveries du Promeneur solitaire*..... 3 »
F. de Lamennais. *Paroles d'un croyant*............. 3 »
Gérard de Nerval. *Aurélia*....................... 3 »

MATHNNE, IMPRIMERIE CHARLES COLIN

Les Enfants Nerveux

PRINCIPAUX OUVRAGES DU MÊME AUTEUR

Les Frontières de la folie ; un vol. in-16, 1888 (Paris, J.-B. Baillière et fils).

Traité pratique des maladies mentales ; un vol. in-16, 1890 (Paris, J.-B. Baillière et fils).

Magnétisme et hypnotisme ; un vol, in-16, 3ᵉ édition, 1892 (Paris, J.-B. Baillière et fils).

Nervosisme et Névroses ; un vol. in-16, 2ᵉ édition, 1892 (Paris, J.-B. Baillière et fils).

La Thérapeutique suggestive ; un vol. in-16, 1893, (Paris, J.-B. Baillière et fils).

Madame de Rambouillet et sa famille ; brochure in-8° de 20 pages (Extrait des Archives d'Anthropologie criminelle, de médecine légale et de psychologie normale et pathologique, 1903).

Coup d'œil médico-psychologique sur le monde de la cour au temps de Louis XIV ; brochure in-8° de 50 pages (Congrès des aliénistes et neurologistes, 1908).

Les Richelieu et les Condé ; brochure in-8° de 50 pages (Archives d'Anthropologie criminelle, de médecine légale et de psychologie normale et pathologique, 1912).

La Folie dans Histoire ; brochure in-8° de 90 pages (Traité international de psychologie pathologique, Paris, Alcan, 1912).

Dr A. CULLERRE

Les Enfants Nerveux

B. N. IMPRIMÉS

ÉDUCATION ET PROPHYLAXIE

PARIS
LIBRAIRIE PAYOT ET Cie
46, RUE SAINT-ANDRÉ-DES-ARTS, 46

1914

Tous droits réservés

Il a été tiré de cet ouvrage
dix exemplaires sur hollande van Gelder
numérotés de 1 à 10

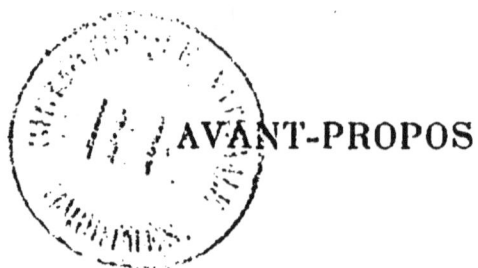

AVANT-PROPOS

Depuis trente ans, je me suis attaché avec une certaine prédilection à l'étude des désordres nerveux de l'enfance ; aussi ai-je accueilli sans trop d'hésitation, malgré les difficultés de la tâche, l'idée d'écrire un livre qui mît à la portée des personnes cultivées, mais étrangères à la médecine, les notions générales indispensables à l'intelligence de ces phénomènes.

Laissant de côté les affections organiques des centres nerveux dont l'étude n'est accessible qu'aux seuls professionnels, j'ai donc, suivant l'enfance dans les diverses étapes de son développement depuis la naissance jusqu'à l'âge adulte, tracé de larges esquisses des nombreux troubles nerveux dont elle est tributaire. J'ai essayé de montrer par quel lien plus ou moins visible ces troubles s'enchaînent les uns aux autres et comment ils dérivent tous, quelle que soit leur nature, d'états psychiques anormaux relevant eux-mêmes soit de la prédisposition héréditaire, soit d'arrêts de développement des organes nerveux, soit d'altérations passagères ou durables de la nutrition et de la santé générale.

J'ai insisté sur le rôle prépondérant, parfois exclusif, que jouent les impressions morales, soudaines ou répétées, dans la production de beaucoup de manifestations névropathiques.

Chemin faisant, et dans un chapitre spécial, j'ai appelé l'attention sur l'importance des diverses notions exposées dans l'ouvrage au point de vue de l'éducation de l'enfance et de la jeunesse. On est trop porté, dans le public, à mettre sur le compte de la paresse, de l'insouciance, du mauvais vouloir ou du vice, des défaillances ou des défauts qui ne sont, chez certains sujets, que l'effet de la maladie. Il n'y a d'éducation rationnelle que celle qui tient compte des données de la biologie.

J'ai consacré quelques pages à la prophylaxie générale des troubles nerveux, insistant
particulièrement sur les règles d'hygiène physique et morale dont il convient de s'inspirer
dans l'éducation des enfants prédisposés.

Enfin, j'ai terminé par quelques considérations sur l'avenir des nerveux et sur le rôle
qu'ils sont appelés à jouer dans le monde,
rôle qui rappelle assez bien celui qu'Esope attribuait jadis à la langue. Comme Xantus,
son maître, s'irritait de ce qu'il lui servît
toujours des langues, soit qu'il demandât ce
qu'il y a de plus excellent, ou qu'il voulût,
au contraire, ce qu'il y a de moins bon : Qu'y-
a-t-il de meilleur ou de pire que la langue ?
lui fit observer Esope. Elle est l'organe de la
vérité, mais aussi de l'erreur. Par elle on
fonde les villes et l'on domine dans les assem-
blées, mais par elle aussi l'on détruit les États
et l'on fait égorger les hommes. Elle est à la
fois la cause d'une quantité de biens et d'une
infinité de maux.

LES ENFANTS NERVEUX

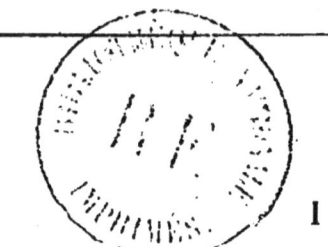

I

Les troubles nerveux. Leurs origines

Evolution du système nerveux. — Développement du cerveau de l'animal à l'homme. — Origine des troubles nerveux. — L'hérédité ; ses formes et ses lois. — Influence des ancêtres et des parents : âge du père et de la mère au moment de la conception. — Emotions de la mère pendant la grossesse. — Maladies constitutionnelles et infectieuses. Troubles divers de la nutrition. Intoxications. — Maladies infectieuses de l'enfant. Traumatismes craniens. — Principales manifestations du tempérament nerveux : troubles d'équilibre entre les actions et les réactions nerveuses. Nervosisme. — Modifications matérielles probables du cerveau dans les divers états nerveux. Origine psychologique de ces derniers.

Le système nerveux est un appareil de perfectionnement de la vie animale. Il apparaît dès que, dans la série des êtres, la matière vivante commence à se différencier. La membrane externe de l'hydre présente déjà un rudiment d'appareil nerveux. Chez l'insecte, il y a comme l'ébauche d'un système complet formé de centres et de conducteurs. Chez le vertébré, ce système prend sa forme définitive. Aux centres multiples et plus ou moins indépendants que possèdent les animaux inférieurs se substitue un centre unique qui reçoit toutes les excitations, commande toutes les réactions et assure l'unité de la machine vivante.

A mesure que ce développement du système nerveux s'opère, ses fonctions se compliquent et s'élèvent. A l'aurore de la vie sensible, selon l'expression d'Herbert Spencer, elles sont limitées à l'action réflexe pure et simple : un mouvement répondant à une excitation. A un niveau plus élevé d'organisation apparaît l'instinct, système de réflexes lentement coordonnés et perfectionnés par l'expérience accumulée par les générations successives et transmis par l'hérédité. Enfin au degré supérieur c'est l'intelligence qui s'éveille et qui se développe à la lueur sans cesse grandissante de la conscience, centre lumineux autour duquel s'organise finalement la personnalité humaine.

Le cerveau, siège de nos sensations, de nos émotions, de nos instincts, de nos facultés supérieures et de leurs manifestations morbides, n'est d'abord qu'un organe de proportions modestes dont l'importance grandit à mesure qu'on s'élève dans l'échelle des êtres vivants en passant des poissons aux reptiles et des reptiles aux mammifères. Chez ces derniers son rôle devient prépondérant et chez l'homme il arrive à son plus complet développement. Mais ce développement n'est point achevé. Les autres organes différenciés de la vie animale ont, depuis longtemps, acquis une perfection qui semble définitive, le cerveau, lui, évolue toujours. Il suffit pour s'en rendre compte de comparer cet organe dans les différentes races humaines : celui des races primitives, au point de vue de la texture et de la masse, est encore très en retard sur celui des races civilisées. Même au sein de ces dernières, il y a des inégalités de même ordre si l'on compare entre elles les différentes catégories sociales.

Les conséquences de cette évolution continue du cerveau sont doubles et en apparence contradictoires. D'un côté, plus que tout autre organe de l'économie, il est à la merci des moindres incidents morbifiques. Son perpétuel devenir, la délicatesse de sa structure, la lenteur de son développement à travers les années de l'enfance et de l'adolescence l'exposent à une foule de dangers qui prennent leur origine dans le passé de la race, dans ses propres tendances évolutives et dans toutes les maladies qui peuvent atteindre l'organisme dont il fait partie et sur lequel il est appelé à régner. Si l'on se place à un point de vue plus spécialement psychologique, on peut dire que l'évolution continue de ses fonctions les plus élevées est une des raisons principales des défaillances auxquelles il est sujet. Les névroses, selon l'idée ingénieuse de M. Pierre Janet [1], ne seraient autre chose que des troubles de cette évolution, parce qu'elles concernent la partie de

1. Dʳ Pierre Janet. *Les Névroses.* Paris, 1910.

ces fonctions qui sont encore en développement,
celle dont dépend notre adaptation aux circonstances nouvelles d'ordre intérieur ou extérieur,
qui surgissent au cours de l'existence et dont la
puberté, le mariage, le retour d'âge, les chagrins
profonds, les changements de position et de fortune sont les principales.

D'un autre côté on a de bonnes raisons d'admettre que le perfectionnement progressif de
l'organe et le développement de ses fonctions les
plus élevées, dont le rôle est d'exercer un contrôle
de plus en plus étendu sur l'ensemble des facultés mentales, tend à restreindre et à prévenir les
troubles de leur mécanisme. L'observation ne dé-
ment point, d'ailleurs, cette manière de voir. Si
l'on est disposé à croire, au premier abord, que
les complications de la vie civilisée, l'affinement
de la sensibilité, l'effort intensif de l'intelligence
multiplient les causes d'affaiblissement de la résistance nerveuse, il suffit de se reporter à l'histoire pour constater aussitôt que certaines névroses, les psycho-névroses en particulier, n'ont
jamais été aussi fréquentes qu'aux époques de
vie primitive, de sensibilité fruste, de stagnation
intellectuelle. C'est aujourd'hui chez les nègres
africains du Brésil et au milieu de certaines po-
pulations Malgaches que l'on observe ces épidémies nerveuses qui ont désolé notre Moyen Age
et qui ont à peu près disparu de chez nous.

A considérer les choses d'un point de vue général, ce n'en est pas moins dans cette évolution
même du système nerveux qu'il convient de chercher l'origine première des troubles qui l'atteignent.

L'évolution, cette loi générale de l'Univers, a
pour principaux moyens d'action l'hérédité, qui
assure la perpétuité des races, et la variation, qui
procure l'acquisition de nouveaux caractères par
où elles se modifient à travers le temps et l'espace. L'hérédité s'empare de ces caractères nouveaux pour les fixer et en assurer la transmission
indéfinie, s'ils sont favorables à la descendance.
Dans le cas contraire, au bout de peu de générations, ils disparaissent, ou la race elle-même,
frappée à mort, finit par s'éteindre dans la dégénérescence et la stérilité.

L'hérédité est donc la grande force qui gou-
verne le monde. Malgré l'énorme amas de matériaux accumulés par la science, c'est à peine si
nous commençons à en entrevoir les secrets ressorts
et nous en sommes encore à nous poser la question de Montaigne : « Quel monstre est-ce, que
cette goutte de semence, de quoy nous sommes
produits, porte en soy les impressions, non de la
forme corporelle seulement, mais des pensements
et des inclinations de nos pères? Cette goutte
d'eau, où loge elle ce nombre infiny de formes?
et comme porte elle ces ressemblances, d'un progrès si téméraire et si desreiglé, que l'arrière-
fils respondra à son bisayeul, le nepveu à l'on-
cle ? »

Mais si nous ne connaissons pas encore l'essence de l'hérédité, nous en distinguons nettement les effets à travers les générations successives.

Notre organisme nerveux n'est qu'une mosaïque dont les matériaux sont empruntés à nos divers ascendants. Tel geste habituel, telle attitude familière, quand elle ne nous vient pas de nos parents immédiats, est héritée de nos aïeuls, tandis que tel sentiment, telle passion nous ont été légués par l'une de nos grand'mères. Les troubles nerveux ou délirants que nous voyons se produire au cours des intoxications et des maladies infectieuses, leur forme, leur importance, leur durée, ne sont pas tant le fait du poison ou du virus que des dispositions héréditaires du système nerveux à réagir de cette manière. C'est l'hérédité qui a préparé le terrain sur lequel la graine germera. C'est elle qui fait que certains individus sont plus prédisposés que d'autres à contracter le tétanos, l'ataxie locomotrice ou la paralysie générale, localisations nerveuses d'origine virulente. C'est l'alcoolisme des parents qui sensibilise à ce point les enfants envers le toxique, que le moindre excès de boissons déchaîne chez eux l'ivresse anormale ou la folie. Le sultan Mahmoud était fils d'une française : il fit des réformes et s'enivra. Il y a quelques années, un de nos compatriotes voyageant en Allemagne, remarqua dans la salle à manger d'un hôtel de Cologne, une personne qui dînait à une table voisine et qui, sous le rapport de la physionomie, de la taille, des gestes et du son de voix ressemblait à tel point à son père qu'il s'y fût mépris si ce dernier n'eût été mort. Or il apprit que le voyageur était un descendant de réfugiés français émigrés au moment de la révocation de l'Edit de Nantes et établis à Cologne depuis cette époque, que sa famille était sortie de son propre pays d'origine et que son nom, sauf l'orthographe germanique, était le même que le sien. Ils avaient donc tous les deux une origine commune dont au moins sept ou huit générations les séparaient [1].

Ainsi l'individu n'est qu'une résultante et il n'y a rien en lui qu'il ne doive à la série des ancêtres qui l'ont précédé. Il est le prisonnier d'un destin que leurs existences antérieures lui ont préparé et dont il est impossible de pénétrer d'avance le mystère. Il ne procède pas seulement de leurs caractères spécifiques, qui font qu'il est de leur espèce et de leur race ; il procède de leurs caractères individuels, de leur organisation physique et mentale, du concours de toutes les circonstances favorables ou défavorables qui ont présidé à leur propre développement et qui les ont faits ce qu'ils étaient ; des temps et des milieux où ils vivaient, des lieux qu'ils habitaient, de leur genre d'existence, de leurs acquisitions intellectuelles et morales. Il procède de leurs actions mêmes, écrit Prosper Lucas, l'un des premiers qui ait abordé l'obscur problème de l'hérédité, et « subit, du berceau à la tombe, la loi de leurs erreurs, la loi de leurs souffrances, la loi de leur

1. G. Weiss. Société de Biologie, 22 janvier 1898.

mort [1] ». Le sein de la mère, au lieu d'être un creuset où la vie se refond pour des combinaisons nouvelles et plus parfaites, n'est parfois que le passage des générations d'autrefois qui reviennent au jour.

Ces considérations nous permettent de comprendre comment il se fait que les axiomes sur l'hérédité qui découlent de l'observation de tous les peuples et de tous les temps ne sont que d'une vérité très relative. Le proverbe : tel père, tel fils, est souvent en défaut. Le fils de Tacite était idiot. Le sage Marc-Aurèle eut pour fils l'infâme Commode. Singulière ironie du sort, le Régent débauché et athée eut pour héritier une espèce de moine bigot d'esprit bizarre que l'on appelait par dérision Orléans-Sainte-Geneviève, du nom du monastère où il s'était retiré.

Ce qui complique le problème, c'est qu'il ne s'agit plus, dans l'ordre de faits qui nous occupe, d'hérédité normale, mais bien d'hérédité morbide, c'est-à-dire de transmission de caractères nouveaux acquis, le plus souvent défavorables à la conservation de la race. La tendance aux troubles névropathiques est, en effet, l'indice d'une débilité congénitale du système nerveux; les organes qui varient, c'est-à-dire qui s'écartent en quoi que ce soit du type normal, offrant moins de résistance à la maladie.

L'observation a cependant conduit à formuler

1. Dr Prosper Lucas. *Traité philosophique et physiologique de l'hérédité naturelle.* Paris, 1847.

quelques lois concernant la transmission des prédispositions nerveuses, si le résultat de constata-
tions purement empiriques peut recevoir ce nom
ambitieux de loi.

Le cas le plus fréquent est que l'enfant hérite
des tendances névropathiques de son père ou de
sa mère. Un peu moins souvent, cet héritage lui
vient d'un aïeul, soit en ligne directe, soit en ligne
collatérale. La transmission collatérale concerne
les ressemblances si fréquemment observées entre
neveux et nièces et oncles et tantes, ce qui n'est
qu'un cas particulier de l'atavisme dans lequel un
aïeul commun a légué aux uns et aux autres des
caractères identiques.

Dans les autres principaux cas de l'hérédité, les
tendances des parents se reproduisent chez l'enfant sous la même forme, ou encore à la même
époque de la vie. Ces cas se présentent assez rarement, car les caractères morbides étant défavorables à l'espèce, sont rapidement éliminés. Ceux
que visent les lois de dissemblance et de transformation sont de beaucoup les plus fréquents. Ce sont
ceux où l'hérédité, devenue progressive, n'est plus
l'hérédité et où l'apparition, dans la descendance,
de types disparates indique une évolution fâcheuse
de la race vers la dissolution de ses caractères et
son extinction définitive.

*
* *

Le mystère dont l'hérédité est enveloppée commence à être percé à jour en ce qui concerne les

plantes et les petits animaux, grâce aux observations du naturaliste Mendel et de ses émules. Si
la biologie humaine n'a encore bénéficié que dans
une très faible mesure de leurs découvertes, il est
permis cependant d'espérer que les règles qu'ils
ont dégagées de leurs patientes observations et qui
se vérifient si constamment chez tous les êtres vivants inférieurs trouveront bientôt leur application chez l'homme. En attendant, on en est réduit
aux conjectures et, sur un même point, on se
trouve souvent en présence d'opinions opposées
ou contradictoires.

C'est ainsi que d'après les travaux d'un savant
russe, l'hérédité du père serait progressive, celle
de la mère, au contraire, régressive. Le danger
provenant du père serait plus grand pour les garçons que pour les filles. Les tendances morbides
des pères iraient en s'aggravant chez les enfants,
celles des mères en s'affaiblissant. Ces vues nouvelles sont en complète opposition avec l'opinion
traditionnelle, fruit d'une observation séculaire,
qui veut que l'hérédité nerveuse de la mère soit
plus dangereuse que celle du père, et qu'elle se
transmette d'une façon beaucoup plus constante,
d'abord aux filles, ensuite aux garçons.

Certaines conditions biologiques, comme l'âge
des parents au moment de la procréation, jouent
un rôle certain dans la transmission des prédispositions nerveuses; mais, sur ce point encore, on
rencontre entre les opinions des divergences in-
conciliables. Il y a des auteurs qui soutiennent
que les parents dans le plein épanouissement de

leur maturité juvénile, transmettent avec plus d'intensité les tendances morbides dont ils sont porteurs et que, dans les familles nerveuses, les premiers nés offrent une plus grande proportion de troubles nerveux et des troubles plus graves. Mon expérience personnelle est loin de confirmer cette dernière opinion : il résulte, en effet, de mes recherches que, dans les familles nombreuses, quand un membre est frappé d'aliénation mentale, c'est invariablement le dernier de la lignée.

D'autres admettent que les mariages un peu tardifs donnent, au point de vue de la santé des enfants, les résultats les meilleurs et, depuis Aristote, ce qui, comme l'on voit, n'est pas d'hier, il est admis par les naturalistes que l'extrême jeunesse ou l'âge trop avancé des parents a pour conséquence une progéniture débile. La crainte de la conscription en 1812 et 1813, poussa une foule d'adolescents à se marier : ces mariages ne donnèrent presque tous naissance qu'à des enfants chétifs et jamais les conseils de révision n'eurent à prononcer plus de réformes que dans les deux classes de jeunes soldats nés au cours de ces deux années.

La vieillesse se reproduit, dit-on, à l'image d'elle-même. Les enfants issus de pères et de mères trop âgés sont délicats, mornes et mélancoliques ; mais la règle est loin d'être absolue. Tout de même, un trop grand écart entre l'âge des parents est une circonstance défavorable à la progéniture. Cependant, de mémorables exemples montrent que, si d'un père vieux et d'une mère jeune sortent quelques êtres disgraciés au point de vue des qualités mentales, on rencontre un certain nombre d'esprits supérieurs et même de grands hommes nés dans ces conditions. La célèbre marquise de Rambouillet était issue d'une mère jeune et d'un père qui avait dépassé la soixantaine. Les poètes Joachim du Bellay et Ronsard naquirent de parents âgés. Le père de Renan était vieux quand sa mère le mit au monde. Baudelaire était fils d'une jeune femme de vingt-sept ans et d'un vieillard de soixante-deux ans.

Certains observateurs ont cru voir une sorte d'antagonisme entre le degré de ressemblance physique des enfants aux parents et la chance d'hériter de leurs prédispositions nerveuses ; d'autres ont soutenu un avis diamétralement opposé. De part et d'autre ce ne sont que des hypothèses qui ne reposent sur aucune observation certaine. La diversité infinie de ces coïncidences n'est qu'une preuve de l'extrême tendance aux variations qui s'observe dans les familles où les troubles nerveux sévissent avec fréquence. La dissemblance des types est un des caractères de l'hérédité morbide progressive. C'est là un fait bien établi depuis les belles études de l'aliéniste Morel [1].

*
* *

Si l'on accepte les idées que nous avons développées sur les sources de l'hérédité, on n'aura

1. D' B. A. Morel. *Traité des dégénérescences de l'espèce humaine.* Paris, 1859.

aucune peine à admettre que les anomalies fonctionnelles du système nerveux peuvent dériver
directement d'états émotionnels, d'impressions
vives d'origine sensitive, sensorielle ou psychique
éprouvées à un moment donné par les ascendants.
Ces phénomènes peuvent être assez intenses pour
laisser dans les centres nerveux une empreinte
qui se transmettra héréditairement à la descendance. Cette influence est non seulement rationnelle, mais nécessaire, car avant d'être un attribut
de la race, la déviation fonctionnelle a dû nécessairement commencer par être celui d'un individu.

C'est là, d'ailleurs, un fait d'observation de tous
les temps et de tous les lieux.

Les anciens pensaient que les passions sous
l'empire desquelles se trouvent les parents au
moment de la conception peuvent se transmettre
au nouvel être. Hésiode leur recommande de
s'abstenir de relations conjugales au retour des
cérémonies funèbres, de crainte de transmettre à
l'enfant le germe de la mélancolie.

Vallès, médecin de Philippe II, savant commen-
tateur d'Hippocrate, soutient que l'animal n'engendre pas son rejeton à la ressemblance de ce
qu'il fut ou sera, mais à la ressemblance de ce
qu'il est au moment même où il lui donne la vie.

C'est un fait bien connu des médecins psychologues que les enfants de naissance irrégulière,
conçus dans l'inquiétude, fourniront plus tard une
forte proportion d'incorrects au point de vue nerveux.

Les émotions fortes de la mère au début et

pendant le cours de la grossesse ont des conséquences non moins fâcheuses. On a constaté qu'une
extrême frayeur éprouvée par elle pouvait provoquer, de la part de l'enfant qu'elle porte, une
réaction immédiate très intense, comme si la perturbation émotionnelle se transmettait directement par une sorte de phénomène d'induction de
l'une à l'autre.

Le naturaliste Da Gama Machado insiste sur le
danger de laisser les femmes enceintes assister
aux débats criminels. Morel, l'initiateur des recherches sur le rôle de l'hérédité dans les affections nerveuses, dit expressément que c'est jusque
dans les impressions éprouvées par la mère pendant la grossesse qu'il faut chercher l'origine d'une
foule de phénomènes de transmission d'ordre névropathique.

Le Dr Schneck a rapporté devant l'Association
médicale américaine le cas d'une dame ayant déjà
deux enfants normaux qui accoucha pour la troisième fois d'une fillette qui n'avait ni bras ni
jambes. Elle raconta qu'étant enceinte de deux
mois et demi, elle vit le cadavre nu d'une jeune
femme qui venait de succomber à des brûlures
ayant détruit ses bras et ses jambes. Cet horrible
spectacle l'avait si vivement impressionnée qu'elle
en avait perdu le sommeil pendant quelque temps.

Tallemant des Réaux rapporte, dans ses Historiettes, une anecdote non moins impressionnante :
La comtesse de Vertus avait un favori que son
mari fit tuer presque en sa présence. Elle était
grosse. Sa frayeur fut d'autant plus grande qu'après

avoir entendu tout le bruit qui se fit pendant l'assassinat de son ami, elle fut contrainte par l'époux outragé de passer par-dessus le corps expiré sur le seuil de sa porte. La petite fille qu'elle eut quelque temps après et qui ne vécut que huit ans, fut sujette à des crises nerveuses pendant lesquelles, se croyant menacée par un homme armé d'une épée nue, elle poussait des cris de terreur qui finissaient par un évanouissement. L'auteur attribue, non sans vraisemblance, la maladie de l'enfant aux transes par lesquelles avait passé la mère au temps de sa grossesse.

C'est en partie par le rôle des émotions brusques ou prolongées des parents et surtout de la mère au moment de la conception ou pendant la grossesse que l'on peut s'expliquer le nombre inusité d'enfants atteints de malformations, d'anomalies et de troubles de l'ordre affectif et moral qui naissent après les époques troublées, les sièges et les insurrections. Le siège de Paris de 1870-1871 a permis à plusieurs médecins de faire, dans cet ordre d'idées, d'intéressantes observations.

Le D' Féré cite, à ce sujet, un fait de nature à impressionner les plus sceptiques : une dame, exempte, ainsi que son mari, d'antécédents névropathiques et déjà mère de trois enfants bien portants, ayant mis au monde, après l'insurrection de la Commune, une petite fille atteinte de bec de lièvre qui resta arriérée et eut plus tard des crises de petit mal comitial, lui confia, en appuyant son dire d'indications précises, qu'une

demi-heure après le moment où elle conçut cet
enfant, une troupe d'insurgés fit irruption dans
son appartement pour s'y livrer à des perquisi-
tions, ce qui lui causa une frayeur extrême accompagnée de vomissements dont elle fut plusieurs jours à se remettre.

Il ne faudrait pas, cependant, exagérer le rôle
de ces influences morales, quelque tenté que l'on
soit d'y trouver une explication facile de l'origine
de certains troubles nerveux qu'il ne semble pas
possible de rattacher à des causes plus précises.
Tout ce qu'il est permis d'affirmer, à l'heure actuelle, c'est que ces influences, malgré le mystère
dont elles restent enveloppées, ne peuvent être
révoquées en doute.

*
* *

L'hérédité nerveuse n'est pas l'unique source
des tendances nerveuses des enfants. Les affections constitutionnelles, les troubles chroniques
de la santé dont souffrent les parents en sont une
autre dont l'importance ne saurait être exagérée.
Il y a, d'ailleurs, une telle affinité entre les troubles nerveux et les maladies de la nutrition qu'ils
forment ensemble un cercle vicieux infranchissa-
ble. L'influence du système nerveux sur le rythme
de la nutrition est primordiale : il dirige et tient
sous sa dépendance tous les actes de la vie végétative; si bien que, pour beaucoup de biologistes,
les troubles fonctionnels du dynamisme nerveux
sont précisément l'origine des maladies chroni-

ques. Non seulement les manifestations nerveuses
de toute nature accompagnent les troubles nutritifs, mais elles les précèdent souvent pendant de
nombreuses années et peuvent même les faire
prévoir dès le début de la vie. On voit fréquemment, en effet, dans l'enfance se manifester des
tendances nerveuses chez les fils de goutteux, de
diabétiques, de migraineux, de tous les arthriti-
ques en général, par des signes parfaitement
clairs : c'est une sensibilité déréglée, une émotivité excessive, une humeur passant presque sans
motif par toutes les phases de la joie et du découragement. Ces symptômes ne sont, en somme,
que la manifestation anticipée d'un état circu-
laire constitutionnel d'excitation et de dépression
qui se prolongera peut-être pendant la vie tout
entière. L'arthritisme et le nervosisme sont deux
rameaux d'un même arbre et ont en somme des
racines communes.

Il existe des liens étroits entre la tuberculose
et les maladies nerveuses en général, des plus
graves aux plus légères. Le virus tuberculeux,
comme toutes les infections chroniques, est pour
les enfants de ceux qui en sont imprégnés, une
cause active de dégénérescence pouvant atteindre
particulièrement le système nerveux et les pré-
disposer au nervosisme, aux crises de nerfs, aux
affections comitiales, aux psychoses précoces, aux
débilités mentales. D'autre part, beaucoup de
sujets entrent dans la pathologie nerveuse par la
tuberculose et l'on voit de nombreuses manifestations bénignes de déséquilibration nerveuse

éclore pendant la période qui précède l'infiltration bacillaire des poumons.

Ce que nous venons de dire de la tuberculose s'applique aux autres maladies infectieuses chroniques, principalement l'avarie. Un jour, un neurologiste racontait à l'un de ses élèves l'anecdote suivante : Morel connaissait un couple robuste et sain ayant eu trois enfants qui se portaient à merveille et dont la croissance s'opérait avec une régularité et une harmonie parfaites. Survint un quatrième enfant, celui-là chétif, étiolé, qui devint bientôt rachitique. Ce fait l'intrigua : il ne cadrait pas avec ses idées sur les origines et les causes de la dégénérescence qu'il avait si bien étudiées et si lumineusement déduites. Il y avait quatre ans qu'il cherchait la clef de l'énigme lorsqu'il reçut enfin de la mère la confidence que le père de ce dernier enfant n'était pas son mari, mais un homme manifestement atteint d'une maladie infectieuse.

Les progrès de la biologie ont mis tout récemment en évidence de nouvelles causes de perturbations fonctionnelles du système nerveux. Le rôle d'une foule de glandes de l'économie, qui était complètement ignoré naguère, a commencé à se révéler à nous et, du coup, a pris en physiologie une importance capitale. Par exemple, la suractivité sécrétoire de la glande thyroïde provoque de l'excitation, de l'anxiété, des troubles de la sensibilité et du caractère et même du délire, tandis que la diminution des fonctions de cette glande produit au contraire, la dépression, l'indifférence ou la stupeur. De petites glandes voisines, les parathyroïdes, selon qu'elles seraient trop ou insuffisamment actives, interviendraient dans le déterminisme des grandes affections convulsives. Si quelque maladie chirurgicale a nécessité, chez une jeune femme, l'ablation des ovaires, il est assez fréquent de la voir devenir tributaire de certaines modalités de la déséquilibration nerveuse. L'hypertrophie de la pituitaire, petite glande située à la base du cerveau, ne produit pas seulement les déviations nutritives qui aboutissent aux différentes formes du gigantisme, mais encore des troubles profonds de l'innervation de nature dépressive et l'affaiblissement des facultés mentales. Si l'on en croit certains physiologistes, la neurasthénie elle-même puiserait son origine dans une insuffisance fonctionnelle de toutes ces glandes réunies.

Ce sont là des questions encore à l'étude dont il est prudent de remettre à plus tard la solution définitive, sans toutefois perdre de vue ce point important que tous les organes, toutes les fonctions sont solidaires dans le corps humain et que le système nerveux n'échappe pas à cette loi nécessaire.

Ce n'est pas seulement le passif légué par les ancêtres que les parents transmettent plus ou moins à leurs enfants, c'est encore ce qu'ils y ont ajouté en propre. « Les pères ont mangé des raisins verts et les dents des enfants en ont été agacées. » Par ces temps de symbolisme littéraire on aimerait à voir cette parole de l'Ecriture tracée en lettres flamboyantes sur les murs des palais criards où l'alcool, sous mille formes, verse ses flots empoisonnés. Que ne méditent-ils cette sentence, tous ceux qui, sans plus de souci de leur propre santé que de celle de leur descendance, usent immodérément des boissons spiritueuses. Plus de soixante pour cent des enfants d'alcooliques meurent en bas âge de convulsions, de méningite, ou sont de futures victimes du mal comitial. Quant à ceux qui engendrent pendant l'ivresse, ils doivent s'attendre à une progéniture monstrueuse ou frappée d'idiotie : « Jeune homme, disait Diogène à un enfant stupide, ton père était pris de vin, quand ta mère t'a conçu » ; et la fable, ingénieux reflet de l'observation populaire, nous apprend que Jupiter était ivre de nectar quand il engendra le difforme Vulcain.

Les autres modes d'intoxication ont des conséquences analogues. Les fanatiques de l'opium, de la morphine, de la cocaïne et de l'éther doivent s'attendre aux mêmes catastrophes familiales. On publiait récemment le cas d'un père d'enfants normaux, bien constitués, bien équilibrés au point de vue nerveux qui, après qu'il se fut mis à abuser de la cocaïne, engendra successivement deux autres enfants atteints d'idiotie.

*
* *

Enfin, l'enfant peut hériter de lui-même. Je veux dire par là que les accidents dont il a été victime dans son tout jeune âge, les maladies

infectieuses qu'il a subies, peuvent, si elles ont
intéressé le système nerveux, y avoir créé des
points de moindre résistance appelés à fléchir ùn
jour sous l'influence de nombreuses causes occasionnelles. Nous savons que les fièvres éruptives,
si communes dans la première enfance, les oreil-
lons, la coqueluche, la fièvre typhoïde, en alté-
rant les vaisseaux capillaires du cerveau, préparent
le lit de certaines affections névropathiques parfois
très graves. Les enfants nerveux y sont d'autant
plus exposés que, chez eux, les centres cérébro-
spinaux, sont congénitalement doués d'une récep-
tivité morbide particulièrement développée. Depuis que, grâce au sérum anti-méningococcique,
les pédiatres guérissent la méningite cérébro-
spinale, ils ont observé chez leurs malades guéris
de nombreuses séquelles névropathiques et en
particulier des troubles du caractère, des alternatives d'excitation et de dépression, parfois du
déficit intellectuel et, dans quelques cas, des phénomènes d'une physionomie impressionnante
rappelant les formes frustes de l'épilepsie.

Les chutes sur la tête, les blessures accidentel-
les du crâne chez l'enfant, peuvent n'avoir aucune
suite immédiate. L'enfant tombe des bras de sa
nourrice sur un sol dur : on le relève ; il est un
peu étourdi sur le moment, mais bientôt il n'y
paraît plus et il a vite fait de reprendre sa gaîté
première. Défiez-vous, cependant. Si l'enfant est
de souche nerveuse, cet accident peut être le point
de départ de manifestations morbides ultérieures
qui se traduiront par des défectuosités morales,

des tendances fâcheuses, un caractère fantasque, instable, une impulsivité déréglée. Je sais bien que le pape Clément VI attribuait sa mémoire prodigieuse à un coup qu'il reçut sur le crâne pendant son enfance, et que Grétry devait, dit-on, son génie musical à la chute d'une poutre dont il subit le choc sur la tête ; mais l'exception de pareils faits, en admettant qu'ils soient sainement interprétés, ne fait, malheureusement, que confirmer la règle.

*
* *

Nous n'avons pas dit encore en quoi consistent ces phénomènes anormaux qui caractérisent le tempérament nerveux ; c'est pourquoi il nous semble nécessaire, avant d'entrer dans les développements que comporte le plan de ce livre, de donner quelques indications sommaires sur ce point.

Dire de quelqu'un qu'il est nerveux, c'est exprimer d'un seul mot cette idée que, par quelque endroit, son système nerveux n'est pas suffisamment équilibré. C'est en effet à des troubles d'équilibre que se ramènent les mille et une manifestations si disparates et, en apparence, si incohérentes qui forment ce que l'on a désigné par l'expression intentionnellement un peu floue de *Nervosisme*.

Tantôt, et c'est le cas le plus fréquent, les phénomènes réactionnels ont une intensité et parfois une durée exagérée. Il en est ainsi, par exemple, de l'enfant à qui l'éruption dentaire occasionne des convulsions ou chez qui la plus légère infection détermine une élévation énorme de température ou du délire. Tantôt ils ne sont pas adaptés à la cause qui les provoque et procèdent d'un mécanisme anormal : c'est le cas de la personne chez qui la frayeur amène le hoquet ou de celle qui éprouve l'envie de rire dans les circonstances qui n'inspirent ordinairement que de la tristesse.

Toutes les fonctions physiologiques participent, soit isolément soit plusieurs ensemble, à ces ruptures d'équilibre.

Du côté de la fonction motrice ce sont toutes les formes de convulsions, de spasmes, de contractures ; les attaques de nerfs, les tics, les chorées, les tremblements ; ou, plus rarement, les troubles de sens contraire, l'affaiblissement, l'arrêt de la fonction musculaire. On connaît la fréquence des convulsions chez les jeunes enfants ; des attaques de nerfs chez les adolescents, surtout chez les filles à l'époque de la nubilité ; la tendance des enfants des deux sexes à contracter des tics ; la répugnance des jeunes neurasthéniques pour toute activité musculaire ; la facilité avec laquelle certains névropathes réalisent, sous l'influence d'une émotion, des impotences et des paralysies fonctionnelles.

Du côté de la sensibilité, ce sont des exaltations ou des diminutions, des hyperesthésies, des névralgies, des sensations douloureuses extrêmement variées, plus rarement des anesthésies. Bien qu'on les rencontre quelquefois chez les enfants et les adolescents, ces phénomènes sont plutôt le lot

des adultes pour la raison qu'ils sont avant tout
d'ordre psychique et que la condition essentielle
de leur production réside dans une mentalité
dont le développement est achevé. C'est l'émotion
qui les fait naître, et surtout qui les fait durer.

Du côté de la circulation et des sécrétions c'est
la rougeur et la pâleur émotives, l'excitabilité
exagérée des vaisseaux capillaires de la peau, les
poussées d'urticaire sous l'influence de la moindre irritation cutanée ; les tendances à la syncope
à propos des incidents les plus futiles, les œdè-
mes passagers, l'exagération de l'excrétion uri-
naire et les troubles du mécanisme de cette
fonction.

Du côté des fonctions digestives, ce sont les
dyspepsies nerveuses, certaines formes d'entéro-
colite, les diarrhées nerveuses, les anorexies, dont
nous aurons occasion de parler plus en détail un
peu plus tard.

Du côté de la fonction respiratoire, ce sont les
dyspnées, les toux spasmodiques, l'asthme nerveux, si fréquent chez les enfants de tout âge,
mais surtout de deux et de trois ans ; qui se trans-
met souvent par hérédité similaire et dont les
grands symptômes, étouffements, râles, sifflements,
cyanose, angoisse ont, malgré leur bénignité,
quelque chose de solennel et d'impressionnant.

A ces tendances d'ordre physique, il convient
d'ajouter toute une série de manifestations psychiques dont le mécanisme est absolument iden-
tique, comme la fatigue rapide de l'attention, la
peur, les terreurs nocturnes, le somnambulisme,

certains délires, les craintes morbides, les impulsions irrésistibles, l'exagération des tendances affectives et cet excès d'émotivité que nous trouverons à l'origine de tant de troubles nerveux et psychiques.

Il faut y joindre aussi les défectuosités morales qui ne proviennent pas seulement d'un défaut d'équilibre du système nerveux mais encore d'une imperfection ou d'une insuffisance de son développement ; le manque de sensibilité, la faiblesse ou l'absence de sentiments moraux innés qui fait que les tendances vicieuses et nuisibles n'étant ni suffisamment refoulées ni neutralisées, peuvent se manifester plus ou moins librement.

La présence de quelques-uns de ces phénomènes de déséquilibration chez le même individu peut n'avoir qu'une importance minime et ne pas gêner sensiblement ses rapports avec le monde extérieur : associés en plus ou moins grand nombre, ils constituent, en revanche, cet état de prédisposition morbide, de nervosisme, qui est comme la préface d'états névropathiques plus sérieux et même de véritables névroses.

.
. .

Nous avons vu que les troubles nerveux sont, dans la majorité des cas, le résultat d'une transmission héréditaire. Mais en quoi consiste, au fond, l'hérédité ? A cette question délicate la science actuelle se croit en mesure de répondre, sinon directement, du moins par voie de raisonnement et d'analogie.

On admet assez généralement aujourd'hui que les troubles nerveux graves, les grandes névropathies acquises, celles qui succèdent aux maladies infectieuses de l'enfance, aussi bien que celles qui résultent d'accidents, de chocs, de chutes, de coups sur la tête, sont dues à des lésions résiduelles laissées dans les centres nerveux par ces maladies ou ces traumatismes ; lésions minimes, extrêmement fines, qu'un examen attentif aidé de procédés spéciaux permet toutefois de reconnaître dans la plupart des cas. Elles restent silencieuses jusqu'à ce que les éléments nerveux qu'elles intéressent, et qui, de ce fait, sont en état d'infériorité fonctionnelle, soient irrités par la mauvaise qualité chimique des humeurs qui les baignent, ou tout au moins par une mauvaise circulation, une stagnation de ces humeurs.

Cela étant, on est tout naturellement conduit à admettre que l'action de l'hérédité consiste à créer, dans les centres nerveux, des altérations embryonnaires extrêmement légères et ténues sans doute, et qu'on n'a pas encore pu mettre réellement en évidence, mais dont logiquement l'existence peut être présumée. Les modifications humorales provenant d'une nutrition défectueuse — et nous avons déjà dit combien les troubles nutritifs sont fréquents chez les nerveux — interviennent comme précédemment pour troubler le fonctionnement des cellules cérébrales et déclencher tous ces phénomènes anormaux que nous venons de passer en revue et qui, précisément, caractérisent le tempérament nerveux.

Mais n'insistons pas davantage sur ces considérations un peu arides d'anatomie et de physiologie pathologiques dont la rigueur apparente ne
saurait garantir l'absolue exactitude et revenons
à un point de vue plus général.

Nous pouvons résumer la question sous une
forme plus simple et moins technique en disant
que le nervosisme est la conséquence de défectuosités — lésions ou malformations — soit acciden-
telles, soit le plus souvent héréditaires, des centres
nerveux. Ces défectuosités ont pour conséquence
une insuffisance des fonctions psychiques que les
émotions mettent en relief. Presque tout le monde
est d'accord pour reconnaître, dans la production
des névroses, un rôle capital et presque exclusif
aux émotions. Leur action nocive s'exerce à la faveur des troubles de la santé qui accompagnent
d'ordinaire les crises évolutives de la vie organique et psychique, les poussées de croissance, la
puberté, la nubilité, les maladies de la nutrition,
les passions, l'amour, le mariage, les peines et les
vicissitudes de l'existence ; intéressant surtout les
fonctions mentales supérieures, les acquisitions les
plus récentes de l'espèce, la volonté, le jugement,
la conscience personnelle, à l'aide desquels nous
nous adaptons aussi exactement que possible au
milieu et aux circonstances qui nous entourent.
En face de ces difficultés ou de ces impossibilités
d'adaptation qui résultent du trouble des fonctions supérieures de l'esprit, l'émotivité s'accroît,
l'anxiété se développe et des troubles viscéraux
nombreux, de grossières agitations musculaires,

tendent à remplacer ces dernières ; ce qui revient
à dire, en termes encore plus généraux, que les
névroses sont avant tout des maladies d'ordre
psychologique [1], vérité dont les développements
dans lesquels nous allons entrer fourniront des
preuves surabondantes.

1. Cf. D' Pierre Janet, *loc*, *cit*.

II

La première enfance

En principe, les petits nerveux naissent d'une façon discrète, sans plus de façon que le commun des mortels. Il en est pourtant qui, dès leur entrée dans le monde, semblent vouloir déjà se distinguer : au lieu de franchir le seuil de la vie tête première, selon la vieille habitude millénaire, il leur arrive de s'y présenter en telle posture que cet acte initial, dont les conséquences peuvent être grandes pour eux-mêmes et pour leur mère, est, à l'heure actuelle, considéré comme une première manifestation de leur tempérament particulier. Les présentations anormales de l'enfant, dans l'acte de la parturition, sont, en effet, attribuées aux mouvements insolites et désordonnés auxquels il se livre dans le sein maternel plus ou moins longtemps avant la naissance, modifiant ainsi les rapports qui, en vertu d'un mécanisme ancestral, s'établissent normalement entre le nouvel être et sa prison. Au lieu de s'y tenir bien sage en attendant l'heure fixée pour sa délivrance, voilà qu'il s'impatiente et qu'il s'agite; ce sont ces premières agitations motrices qui rendent inutiles les précautions prévues par la nature et livrent au hasard la fonction physiologique de l'accouchement. Cette notion scientifique, d'acquisition toute récente [1], n'était pourtant pas ignorée des observateurs du temps passé. N'est-ce pas Pline l'Ancien qui prétend que les enfants nés contre nature sont voués à un mauvais destin? Il exagère un peu, sans doute; mais on serait cependant porté à le croire quand, sur la liste des personnages célèbres nés en présentation anormale, on lit les noms de Néron, de Richard III, de François II, de Gaston d'Orléans et de Louis XV.

Les anomalies de la grossesse et de l'accouchement ne viennent pas seulement du nouvel être : elles peuvent encore puiser leur origine dans un état névropathique des parents. On a vu des femmes cesser d'avoir des couches normales à partir

---

1. D' Henri Larger. *Les stigmates obstétricaux de la dégénérescence.* Thèse de Paris, 1901.

du jour où elles avaient contracté une affection
nerveuse ou encore après que la santé de leur
mari eut été altérée par une maladie chronique.

Dans les familles où les tendances nerveuses
prédominent fortement, la fonction reproductrice
subit encore fréquemment un trouble mystérieux
dont les effets extrêmes ne tendent à rien moins
que l'extinction de la race. Le jeune Marcellus
dont Virgile célèbre la naissance comme le signal
du retour de l'âge d'or sur la terre, et qui, avant
de naître, « causa pendant dix longs mois tant de
peines à sa mère », mourut à seize ans et ne tint
pas les promesses du poète.

Après les anomalies de la grossesse et de l'accouchement viennent les grossesses gémellaires,
les avortements répétés et enfin la stérilité. Le phénomène de la gémellité, bien qu'il puisse se présenter dans des conditions qui n'éveillent aucune
idée défavorable et qu'il y ait nombre de jumeaux
robustes et bien nés, n'en est pas moins, d'une
façon générale, un signe d'épuisement de la race.
Les jumeaux sont, en majorité, des malvenus ; on
en compte beaucoup parmi les infirmes de l'intelligence. C'est par la gémellité que finirent,
d'après le Dr Larger, les familles des Césars, des
Antonins, des Carlovingiens et des Valois.

Ainsi, l'enfant de souche nerveuse naît parfois
sous de fâcheux auspices. Il lui arrive assez souvent, par surcroît, de naître faible et chétif. A sa
venue à la lumière, c'est

Un enfant sans couleurs, sans regard et sans voix,

selon l'expression de Victor Hugo racontant sa propre naissance. Les grands hommes, à la plupart desquels on ne saurait, sans injustice, refuser le qualificatif de nerveux, sont assez coutumiers de cette piteuse entrée dans le monde. Le grand poète que nous venons de citer était

> Si débile, qu'il fut, ainsi qu'une chimère,
> Abandonné de tous, excepté de sa mère.

Le cardinal de Richelieu naquit si faible et dans des conditions si peu normales que sa vie et celle de sa mère furent quelques jours en péril. Pascal était si malingre qu'un an après sa naissance il était « tombé en chartre », sorte de dépérissement qui, s'il ne s'agit pas de tuberculose, serait aujourd'hui qualifié d' « atrophie infantile », affection qui atteint surtout les nouveau-nés débiles ou prématurés. Jean-Jacques Rousseau naquit « infirme, malade, presque mourant » et il coûta la vie à sa mère. « J'étais presque mort quand je vins au jour », écrit Chateaubriand dans ses *Mémoires.* Mirabeau avait, en naissant, une tête de dimensions anormales qui mit sa mère en grand péril. A lire la biographie de certains grands hommes sortis du peuple, on y voit qu'on les fit étudier non pas seulement parce qu'ils se montraient intelligents, dociles et appliqués, mais encore parce que leur constitution chétive les rendait inaptes aux besognes paternelles, aux durs travaux de la terre ou au maniement des outils.

Cette première circonstance de la vie des ner-

veux tient à leur origine même. Nous avons vu
précédemment que, d'après leurs tendances constitutionnelles, ils étaient prédisposés aux troubles
de la nutrition, troubles qui, en dernière analyse,
ne sont que l'expression de modifications du dynamisme nerveux. Il y a donc un lien étroit entre
cette faiblesse initiale de leur constitution et
leurs futures dispositions nerveuses.

*
* *

Notre jeune pupille a heureusement échappé
aux embûches que lui avait dressé le destin à son
entrée dans la vie. Il prend avidement le sein et
il ne tarde pas à récupérer les quelques dizaines
de grammes qu'il avait perdues de son poids pendant les premiers jours qui ont suivi sa naissance.
Avant de le suivre dans sa carrière de nourrisson, arrêtons-nous un instant sur un petit problème
de psychologie familière. Il va falloir lui donner
un prénom, ce qui est, de nos jours, une question
d'importance. Les Romains, qui n'en avaient guère
qu'une vingtaine à leur disposition, ne se seraient
pas mis en frais d'imagination. Peut-être se fus-
sent-ils contentés de le désigner par un numéro :
premier, second, troisième ; tout au plus l'eussent-
ils salués du qualificatif d'Agrippa, s'il était venu
au monde par les pieds. Pour nous, la chose est
plus compliquée, tant nos enfants ont pris une
place prépondérante dans notre vie. Longtemps
à l'avance, la venue du petit Messie est l'objet
de toutes nos pensées et parmi les questions que

sa naissance pose des premières à notre sollicitude, celle du prénom à lui donner ne nous paraît pas la moins digne de nos méditations. Comment choisir entre les milliers de noms que mettent
à notre disposition l'hagiographie, l'histoire et la
littérature romanesque ?

Le mieux est de ne pas trop s'évertuer. Les
noms les plus simples sont les meilleurs. Que la
jeune mère ne cherche pas trop dans les souvenirs qu'elle a gardés de ses lectures ; qu'elle ne
se laisse prendre ni à la sonorité pompeuse ni au
graphisme élégant de certains noms. Qu'elle n'ou-
blie pas que son enfant ne sera pas toujours petit
et que si le nom sonore du héros auquel elle pense
en secret peut convenir à la grâce et à la gentillesse de ses premières années, il deviendra plus
tard pour l'homme fait un fardeau, peut-être un
stigmate de ridicule, au point que, s'il est timide,
il n'osera même pas se nommer. Ce n'est qu'aux
nègres de civilisation récente qu'il convient de
s'appeler Tirésias, Télémaque ou Tancrède, et de
porter ces noms avec sérénité.

J'ai connu une dame intelligente, quoique adepte
fervente des sciences occultes, grande liseuse de
romans, grande admiratrice de George Sand, qui,
ayant eu une fille, lui donna le nom de Consuelo.
Hélas ! Consuelo mourut prématurément de méningite. J'ai pu observer longtemps une jeune fille
qui s'appelait Aspasie : il y avait un douloureux
contraste entre ce nom évocateur de beauté triom-
phante et son physique infirme et lamentablement
grotesque. Quelque admiration que vous profes-

siez pour l'histoire romaine, gardez-vous, comme je l'ai vu faire, de donner à votre fils les prénoms de César-Pompée. Pendant la Révolution et sous l'Empire, ces noms grandiloquents pouvaient sembler naturels, étant en harmonie avec l'héroïsme de ces temps épiques, mais ce serait une facétie déplorable, à notre époque de fougueux antimilitarisme, que d'en affubler nos enfants. Une aïeule de nos suffragettes actuelles, qui fit beaucoup parler d'elle à la fin du siècle dernier, eut un fils. On peut se demander quelle profession de foi originale, quelle manifestation d'un éclectisme truculent et panaché elle prétendit faire en donnant à son rejeton les prénoms de Lucifer-Marat-Vercingétorix ! Enfin ne poursuivez pas, dans le choix d'un prénom, un but bizarrement utilitaire à la façon du père du philosophe Schopenhauer qui voulut que son fils s'appelât Arthur parce que ce nom a la même orthographe dans toutes les langues.

*
* *

Qui nourrira notre nouveau-né ? En principe, ce sera la mère ; il n'y a pas de doute sur ce point. Seul, le lait de la mère est exactement approprié aux besoins de l'enfant et lui évitera tous les risques que peut entraîner pour lui une nourriture étrangère ou artificielle. Sans compter que la mère elle-même court la chance d'y trouver un avantage personnel. Il est certaines femmes de souche arthritique et nerveuse pour qui l'allaitement est en effet l'occasion d'un regain de santé. Cette fonction provoque chez elles une activité momentanée de toutes les énergies nutritives qui ramène la fraîcheur, l'embonpoint, et leur assure une immunité au moins momentanée contre leurs migraines, leur nervosisme, leurs troubles dyspeptiques, toutes les manifestations de leur constitution particulière.

Mais il est plus d'un cas où il faut y renoncer : l'essai n'a pas réussi ; la mère n'a pas de lait ; elle est décidément trop nerveuse, d'une santé trop fragile ; elle n'est pas suffisamment convaincue ; entre le devoir et le plaisir, elle ne sait pas choisir ou penche pour le dernier. Il y a des femmes du monde pour qui la maternité est un fardeau. Il y en a d'autres qui s'en créent tant de soucis qu'elles répéteraient volontiers, à propos des enfants, cette boutade d'un personnage de Marcel Prévost : « Nous n'en avons que deux et cela dévore notre vie ! » Il y a donc des cas où il faut remettre notre jeune pupille aux mains d'une bonne nourrice.

Si j'étais à même de faire un choix entre deux nourrices bien portantes, je me laisserais plutôt guider par les qualités morales que par les avantages purement extérieurs. Certaines femmes d'aspect florissant manquent à la fois d'endurance physique et d'énergie morale ; elles ne résistent pas plus à la fatigue qu'elles ne sont capables de supporter les soucis de leur situation, les petites contrariétés du métier, l'éloignement du mari et de l'enfant. D'autres, moins robustes en apparence, sont cependant résistantes parce qu'elles sont soutenues par un moral vigoureux.

Je la voudrais d'un naturel calme et porté à la gaîté. Les vieux accoucheurs attachaient, non sans raison, une grande importance à cette condition, prétendant que la lactation a une grande influence sur le caractère du nourrisson et qu'elle joue un rôle dans la production des troubles nerveux chez l'enfant. Les passions de la nourrice peuvent être funestes au nourrisson : l'accoucheur Delore prétend qu'à la suite d'un violent accès de colère de sa nourrice, un enfant eut, sous ses yeux, des accidents cérébraux qui compromirent gravement sa vie et qui, probablement, retentirent sur ses facultés intellectuelles. Guersant a cité le cas d'un nourrisson qui était pris de convulsions chaque fois que sa mère, d'une nature très impressionnable, lui donnait le sein après certain ébranlement nerveux auquel il est de règle qu'une femme qui nourrit ne doit pas s'exposer.

A plus forte raison, dès que l'intelligence de l'enfant s'éveille, est-il bon qu'il ne soit entouré que de personnes calmes et maîtresses de leurs nerfs car il subit à un haut degré l'influence de son entourage et au contact continuel de personnes irritables, trop émotives ou déséquilibrées, ses tendances nerveuses ne pourraient que se développer à l'excès et prendre des habitudes morbides fâcheuses pour sa santé future.

L'hygiène de la nourrice fera l'objet d'une attention scrupuleuse, mais c'est là un sujet qui regarde surtout le médecin de la famille et qui sort de notre programme. Je n'insisterai que sur un point : l'importance capitale qu'il y a à ce que la nourrice s'abstienne de boissons spiritueuses. Les paysannes qui nourrissent ont tendance, depuis la diffusion universelle des habitudes alcooliques, à chercher dans le vin ou les liqueurs un réconfort momentané en même temps qu'un remède contre l'épuisement qui résulte de la fonction de l'allaitement. D'autres, poussées par une passion plus ou moins impérieuse, se livrent en cachette à leur triste penchant pour le vin. Or une partie de l'alcool absorbé par la nourrice passe en nature dans son lait de sorte que l'innocent nourrisson qui puise à cette source empoisonnée s'alcoolise à son tour. Observez-le après son repas : il est rouge, abruti, son œil est éteint ; les convulsions le guettent et s'il appartient à une souche fortement imprégnée de nervosisme, le jour n'est pas loin où quelque maladie capitale frappera irrémédiablement son système nerveux.

Les maladies nerveuses dont est atteinte la nourrice peuvent-elles se transmettre à l'enfant qu'elle allaite ? Grave question qu'il serait peut-être téméraire de trancher par la négative, bien que l'hypothèse contraire soit dénuée de toute vraisemblance scientifique. On cite des faits bien impressionnants ; celui, par exemple, d'un enfant pris au cours de l'allaitement d'accidents cérébraux légers qui s'aggravèrent vers la septième année, dont la sœur de lait devint épileptique et dont la nourrice éprouva elle-même des accidents de même nature et succomba à la phtisie. Il s'agit peut-être dans ces faits d'une simple coïncidence ; mais qui pourrait l'affirmer avec une entière certitude ? Quoi qu'il en soit, il ne faut pas oublier que chez l'enfant prédisposé, le système nerveux est un centre de moindre résistance où tend à se localiser de préférence l'effort nocif des maladies infectieuses que peut lui transmettre sa nourrice et c'est peut-être dans ce mécanisme qu'il y aurait lieu de chercher une interprétation rationnelle du fait que nous venons de citer et des observations analogues mentionnées par les cliniciens.

*
* *

« Les premiers pleurs des enfants sont des prières : si on n'y prend garde, elles deviennent bientôt des ordres ; ils commencent par se faire assister, ils finissent par se faire servir. » Cette phrase de Jean-Jacques Rousseau, dans sa vérité générale, contient pourtant de réelles inexactitudes. Les pleurs des tout petits, s'ils sont des prières, sont aussi un signe de souffrance. L'enfant nerveux et délicat éprouve une foule de malaises auxquels échappent les enfants ordinaires. Il a peut-être froid, plus froid qu'un autre parce qu'il est déjà un petit arthritique sensible et frileux. C'est pourquoi, bien qu'abondamment lesté par le sein de sa nourrice, il se met néanmoins à crier aussitôt qu'elle le pose dans son berceau et se tait dès qu'elle le prend dans son lit. Il crie parce que ses vêtements le gênent ou parce que sa digestion se fait mal. Un peu plus tard il criera parce que son intelligence s'éveille et que ses sens deviennent avides d'impressions. J'ai vu une fillette de quatre mois et demi pleurer jusqu'à ce que l'on eût disposé son berceau de telle façon qu'elle pût voir tout ce qui se passait autour d'elle. Il ne faut donc pas le condamner d'avance mais étudier la cause de ses pleurs et y porter remède.

Si votre enquête vous a conduit à mettre ses pleurs sur le compte du caprice, laissez-le pleurer. Il n'est pas trop tôt de commencer dès le berceau l'éducation d'un enfant dont on a des raisons de suspecter les tendances au déséquilibre nerveux. Le nouveau-né bien portant ne donne à la veille que de courts instants ; sa vie est presque entièrement consacrée au sommeil. La plupart des petits se plient facilement à cette sorte de dressage, deviennent très rapidement dociles et, une fois soignés, reposent paisiblement dès qu'on les a placés dans leur berceau. Mais il en est d'irréductibles dont l'irritabilité et la colère sont les premières manifestations d'un caractère difficile ; il en est d'autres qui ne dorment pas, qui s'alimentent à peine, qui tressaillent au moindre bruit : véritables petits paquets de nerfs sans cesse en vibration désordonnée. Auprès de ceux-ci il serait imprudent de se montrer intransigeant. Certains enfants, à force de crier, peuvent se congestionner d'une façon excessive et tomber en convulsions. Il faut les observer avec soin, temporiser, chercher le moment favorable, profiter d'une période de meilleure santé pour renouveler les tentatives de dressage. Il est bien rare qu'on

ne finisse pas, à un moment donné, par arriver
au résultat souhaité pour peu que l'on ait quelque esprit d'observation et d'à-propos et que l'on
ne se laisse pas dominer par les craintes qu'éveille
une sollicitude exagérée.

*
* *

Chez le nourrisson normal et bien portant, la
phase de la première dentition passe à peu près
inaperçue. Il n'en est pas de même chez les enfants délicats, nerveux et par conséquent sensibles. Chez eux, les actes réflexes sont déjà déréglés et leurs réactions dépassent de beaucoup
l'importance de la stimulation qui les a provo-
quées. Leur émotivité est déjà excessive : le bruit
d'une porte que l'on ferme brusquement, un éclat
de voix inusité, leur cause des sursauts, des crises de larmes. Il y en a qui, pour un rien, tombent en syncope et chez qui cet accident, par la
facilité avec laquelle il tend à se reproduire sous
des influences minimes, devient une sorte d'habitude morbide. Aussi la poussée dentaire est-elle
chez beaucoup d'entre eux l'occasion d'une foule
de troubles peu graves, sans doute, mais quelquefois impressionnants. La douleur suffit à leur
donner la fièvre, qui cède dans les accalmies
pour reparaître avec les souffrances. L'enfant est
rouge et crie à chaque instant, tantôt triste et
grognon, tantôt excité et irascible. Il ne veut pas
rester dans son berceau et ne s'apaise momentanément que sur les bras de sa nourrice. Il a des

troubles digestifs, des vomissements, de l'entéro-
colite glaireuse, malgré la plus stricte hygiène
alimentaire. Il tombe dans des somnolences qui
éveillent l'idée de méningite ; il a parfois des
convulsions.

Aux dangers qui menacent l'enfant nerveux à
cette période critique de son existence qu'est
l'effort de la dentition et le sevrage, d'autres
viennent s'ajouter dans les deux ou trois années
qui vont suivre. Le système nerveux des tout
petits est essentiellement vulnérable et les infections s'y localisent avec une fâcheuse prédilection.
Aussi leurs maladies doivent-elles être surveillées
avec une extrême attention. La gastro-entérite se
complique assez souvent d'accidents cérébraux.
La grippe, la coqueluche ouvrent parfois la porte
à une infection surajoutée, la méningo-encépha-
lite, qui, si elle ne cause pas la mort du bébé,
peut lui laisser des infirmités incurables et le
réléguer dans la catégorie des arriérés ou des
anormaux. Avant tout les lumières du médecin
sont ici nécessaires, mais la direction intelligente
de l'hygiène et de l'alimentation de l'enfant peut
beaucoup pour prévenir ces éventualités déplorables.

Heureusement les phénomènes nerveux qui sont
liés à cette période sont rarement l'origine de ces
complications graves. De tous ces accidents, les
convulsions tant redoutées des mères tiennent la
première place.

Les convulsions sont des troubles moteurs qui,
chez le jeune enfant remplacent le délire. Il ne

saurait, en effet, délirer comme l'adulte ne man-
querait pas de faire dans les mêmes circonstances, la matière même du délire, les acquisitions
de l'intelligence et de la mémoire, lui faisant
encore presque entièrement défaut. Les centres
cérébraux, trop peu avancés dans leur développement pour réagir pour leur propre compte et
impuissants à exercer sur les centres spinaux une
inhibition suffisante, laissent le chámp libre aux
réactions déréglées de ces derniers. Les convulsions des nourrissons sont donc, en général, un
simple orage médullaire auquel le cerveau reste
étranger, ce qui explique leur bénignité relative.
On voit des enfants avoir des convulsions à chaque
dent qu'ils font ; ils y sont tellement prédisposés
que le moindre malaise, la moindre souffrance
en provoque le retour. C'est surtout à l'occasion
de l'éruption des molaires et des canines qu'elles
font leur première apparition, quoiqu'on puisse
les observer dès le cinquième mois. Elles sont,
dans la majorité des cas, légères et localisées.
Elles disparaissent le plus souvent sans laisser
de traces. Ce n'en est pas moins le signe prémo-
nitoire d'un tempérament spécial qui s'affirmera
plus tard par des manifestations plus significatives.

*
* *

Le sevrage est un moment solennel dans la vie
de l'enfant et doit être l'objet d'une sollicitude
éclairée. C'est de son âge, de l'état de sa dentition,
de sa plus ou moins précoce disposition à mar-

cher, du temps, de la saison que doivent être
tirées les indications qui serviront de guide, sous
le contrôle averti du médecin.

D'une façon générale, plus l'enfant est délicat
et plus il convient de différer cette épreuve, à
moins que l'apparition chez la mère de certains
symptômes comme l'amaigrissement, la perte de
l'appétit et du sommeil, une débilitation et un
énervement croissants, ne viennent avertir qu'elle
ne peut plus poursuivre sa tâche sans danger pour
elle-même.

Le soin, pendant les épreuves douloureuses de
la dentition et pendant les maladies, est la con-
solation du petit et parfois aussi son salut. Mais
il y a une dernière raison de ne pas transgresser
sur ce point le vœu de la nature par un sevrage
précoce : chez ce petit être, dont l'émotivité dépasse souvent déjà le niveau commun, l'éloignement prématuré du sein maternel est comme la
rupture d'un lien moral ; sa sensibilité en est
ébranlée ; il devient triste, inquiet, comme s'il
éprouvait quelque inconscient regret d'un bonheur
perdu et sa santé peut en être ébranlée. L'affection n'est-elle qu'un acte de retour ou d'imitation
comme le prétendent les philosophes ? C'est bien
plutôt une sorte d'instinct, un besoin impérieux
dont la satisfaction n'est pas moins nécessaire
aux petits que celle des exigences de leur organisation physique.

En dernier lieu, il convient, pour opérer le sevrage, que l'enfant, en raison de sa croissance et
de son développement, aspire de lui-même à une

alimentation nouvelle. Ce moment psychologique se produit quand l'enfant sait marcher. Il s'y essaie parfois de longs mois avant de vaincre tous les obstacles qui se dressent devant ses premiers pas. Les uns viennent de la lenteur du développement de ses cordons nerveux par où est différée la coordination de ses efforts ; les autres résultent de sa pétulance, de son manque d'application ; d'autres enfin de son excès d'émotivité, de ses appréhensions exagérées. Stimulez prudemment l'attention des étourdis : les enfants attentionnés font des progrès beaucoup plus rapides. Veillez à ce que le petit peureux ne tombe pas au cours de ses premiers et timides essais ; il pourrait en résulter pour lui un ébranlement émotionnel durable qui pendant longtemps s'opposerait à ses progrès.

*
* ♦

La colère est la première passion du jeune enfant. Darwin l'a vue se produire dès l'âge de quatre mois. A sept mois, son fils poussait des cris de rage parce qu'il ne pouvait saisir un citron qui lui glissait entre les doigts. Elle se manifeste avec une extrême violence chez certains enfants prédisposés ; c'est un des signes les plus précoces d'un caractère mal équilibré. Don Carlos, fils de Philippe II, alors qu'il était au berceau, mordait le sein de ses nourrices avec une telle rage que trois d'entre elles faillirent en mourir. On connaît le triste sort de ce prince, qui devint fou et qui, entre autres anomalies précoces, ne parlait pas encore à l'âge de cinq ans, si bien qu'on crut pendant longtemps qu'il serait muet.

La colère est plus ou moins forte, suivant les sujets. Certains observateurs prétendent qu'elle est plus violente chez les garçons que chez les filles, mais je n'en voudrais pas jurer. J'ai vu des fillettes se pamer de rage et tomber en convulsions de colère. Habituellement, la décharge motrice qui accompagne ce sentiment, tout en étant plus ou moins violente, reste sensiblement en deçà de ces limites : le jeune enfant en fureur se roule par terre, pousse des cris, donne des coups de pied, mord, égratigne et frappe sur tout ce qui se trouve à sa portée.

Chez quelques-uns, la malice s'ajoute à la colère. J'ai connu une grande jeune fille devenue psychopathe qui, dès l'âge le plus tendre, allait se rouler dans l'ordure pour causer du déplaisir à sa mère. A quatre ans, ses fureurs étaient d'une violence inouïe. Elles persistaient encore à l'âge de seize ans : après avoir tout brisé autour d'elle elle reportait sur ses parents l'excès de sa rage inapaisée.

Cette même fillette, à l'âge de quatorze mois, entrait dans des accès fous de jalousie quand elle voyait sa jeune sœur au sein de sa mère : elle se jetait sur elle et la frappait avec violence. La jalousie, en effet, est une réaction passionnelle des plus précoces chez certains enfants nerveux. Darwin raconte qu'elle se manifestait déjà à l'âge de quinze mois chez son fils. Ce sentiment hâtif se révèle à la façon d'un instinct. On sait quelle violence il acquiert chez les animaux domestiques : chez certains, qui sont particulièrement l'objet des attentions et de la préférence de leurs maîtres, il prend parfois des proportions maladives.

« J'ai vu et observé, écrit Saint-Augustin, un enfant malade de jalousie : il ne parlait pas encore, mais, tout pâle, il jetait des regards amers sur d'autres enfants qu'on allaitait avec lui.» Cette année même les journaux de New-York publiaient ce fait impressionnant : un garçonnet de vingt mois était jaloux de sa petite sœur née depuis deux jours. Ayant été laissé seul avec elle, il se mit à la frapper avec un tel acharnement que, lorsqu'on revint dans la chambre, on trouva la nouveau-née morte, couverte de contusions et d'égratignures et son frère, penché sur elle, qui la contemplait d'un air hébété.

On connaît, entre autres particularités psychologiques de son enfance, la violente jalousie que manifestait le jeune Blaise Pascal, habitué aux caresses séparées de son père et de sa mère, quand il les voyait se rapprocher l'un de l'autre : aussitôt il criait et se débattait violemment dans les bras de sa nourrice.

Stendhal enfant adorait sa mère ; il prétend même, dans son autobiographie, qu'à six ans il était amoureux d'elle ; aussi éprouvait-il une violente jalousie contre son père, qui lui témoignait une tendresse passionnée.

Au fond de cette passion prématurée, il y a déjà un excès d'émotivité : la crainte de se voir ravir le bien dont on veut être seul à jouir. Elle an-

nonce, chez le jeune enfant, plus d'égoïsme que
d'amour, de la susceptibilité, une tristesse ombra-
geuse et un penchant excessif au soupçon et à
l'envie. Il faut avoir des vues bien particulières
sur les origines de l'amour pour voir dans cette
affection exclusive de l'enfant pour sa mère une
sorte d'inceste psychique, comme le prétendent
certains neurologistes contemporains.

*
* *

La peur est un sentiment qui plonge ses racines dans les profondeurs de l'atavisme. « La
raison, les connaissances, l'esprit, le courage,
écrit Jean-Jacques Rousseau, délivrent peu de gens
de ce tribut. J'ai vu des raisonneurs, des esprits
forts, des philosophes, des militaires intrépides
en plein jour, trembler la nuit comme des femmes
au bruit d'une feuille d'arbre [1]. » On l'observe
dès l'âge le plus tendre. Certains bébés éprouvent
une terreur panique à la vue d'un chien ou d'un
chat aux allures inoffensives : ainsi font certains
chevaux quand ils passent le long d'une ménage-
rie de bêtes féroces dont la seule odeur suffit à
réveiller chez eux les frayeurs ancestrales. Preyer
raconte qu'une fillette de quatre mois se mettait
à pleurer quand sa mère s'approchait d'elle avec
un grand chapeau sur la tête. Ma fille n'avait

1. Cf. J.-J. Rousseau. *Émile* ou *De l'éducation*.

pas tout à fait trois mois quand on lui présenta
une petite poupée à tête de bébé blond : elle se
mit à la regarder longuement, puis sourit, comme
si cette vue lui était agréable. Tout de suite après,
on substitue à la poupée blanche une poupée à
tête de négresse : non seulement elle cessa de
sourire, mais elle manifesta aussitôt tous les signes d'une réelle frayeur.

Tous les enfants ont peur des insectes, des souris, des bêtes immondes, mais la plupart d'entre
eux se familiarisent très vite avec la vue de ces
animaux ; les filles y sont plus sujettes que les
garçons, en général.

Quoique commune à tous, la peur est cependant
très inégalement répartie entre les enfants. Elle
est plus tardive et moins forte chez les bien portants ; elle est très précoce chez ceux qui ont souf-
fert ou dont l'émotivité est excessive. Ces derniers
sont plus enclins que les autres aux peurs instinctives et spontanées. Il y en a qui ont peur de tout,
du bruit, de l'obscurité, de ce qu'ils ne connaissent pas, de ce qu'ils voient pour la première fois.
Pascal ne pouvait souffrir de voir de l'eau sans
entrer « dans des transports d'emportements ».
Rétif, dans l'obscurité, tremblait comme la feuille ;
ses cheveux se hérissaient, ses dents claquaient
d'effroi. Dès son enfance il avait des peurs intenses et irraisonnées : peur de la nuit, avec vision,
dans l'obscurité, de monstres hideux, peur des
histoires fantastiques de la veillée, peur des cime-
tières devant lesquels il n'osa passer seul qu'après
avoir dépassé l'âge de seize ans. Dans ces tendan-

4

ces instinctives à la peur, il y a le germe des phobies futures.

Les jeunes enfants ont peur dans la fièvre et éprouvent des hallucinations terrifiantes. Ils ont peur quand ils font leurs dents, quand ils ont de mauvaises digestions, quand ils sont intoxiqués, quand ils souffrent de vers intestinaux, quand ils sont porteurs de végétations adénoïdes, quand leur imagination a été surexcitée par des contes de nourrice et des histoires de croquemitaine.

Ils ont peur par contagion. Je suis persuadé que certaines phobies n'ont pas d'autre origine. La peur morbide des souris, des araignées, des serpents, du tonnerre qui empoisonne l'existence de tant d'hommes et surtout de femmes, ne serait probablement pas devenue l'accident néyropathique impressionnant dont tout le monde a été témoin chez ces personnes, si leur propre émotivité élective n'avait pas été exaltée jusqu'au paroxysme dans une circonstance donnée par le spectacle de terreurs paniques analogues dont leurs yeux d'enfant ont été les témoins effarés. Pour l'enfant peureux, le spectacle de la peur d'autrui est la pire des écoles; il faut à tout prix le leur éviter.

La peur n'est pas seulement l'origine des phobies dont nous venons de parler. On la retrouve encore à l'origine d'une foule d'états nerveux plus ou moins graves, dont nous aurons à parler plus tard. En présence d'un danger, ou de ce que l'enfant croit tel, il faut de la part des éducateurs du sang-froid, de la maîtrise de soi, une patience affectueuse; il faut le rassurer d'abord, calmer son émotion, éveiller dès que cela est possible son attention et son jugement, au besoin savoir attendre le moment favorable. En pareil cas quelques principes élémentaires de diplomatie ne seront pas inutiles. Surtout, pas d'impatience ni de colère, pas de brusquerie ni d'acte intempestif d'autorité : une telle attitude que quelques-uns peuvent se croire autorisés à prendre sous prétexte de fermeté risquerait de tout perdre. C'est ici que le proverbe : mieux vaut douceur que violence, doit recevoir sa plus complète application.

Une fillette de famille nerveuse manifestait une grande frayeur quand elle entendait une détonation. Elle avait cinq ans lorsque son père, sous prétexte de l'aguerrir et de la débarrasser de sa peur, l'obligea à entendre les pétards d'un feu d'artifice. En proie à une terreur croissante, l'enfant réussit enfin à échapper à l'étreinte paternelle et à fuir, courant devant elle au hasard jusqu'à épuisement complet des forces, et finit par tomber en proie à une crise de nerfs. A partir de ce jour la phobie fut constituée. Aujourd'hui la fillette est devenue femme et mère de famille, et cependant l'idée seule d'entendre le bruit d'une détonation l'affole et la met en déroute. Aussi évite-t-elle avec soin toutes les occasions d'en entendre. Le bruit lointain du canon suffit à provoquer chez elle de l'angoisse, une terreur croissante, des sueurs, de la diarrhée, une agitation nerveuse désordonnée et des mouvements irrésistibles de fuite.

Le précepte de Jean-Jacques est bon : « Je veux

qu'on habitue l'enfant à voir des objets nouveaux, des animaux laids, dégoûtants, bizarres, mais peu à peu, de loin, jusqu'à ce qu'il y soit accoutumé, et qu'à force de les voir manier à d'autres, il les manie enfin lui-même. Si durant son enfance il a vu sans effroi des crapauds, des écrevisses, il verra sans horreur étant grand, quelque animal que ce soit [1]. »

L'enfant qui souffre se réveille en sursaut : il pousse un grand cri, se dresse sur son lit les yeux hagards dans une attitude d'épouvante : approchez-vous de lui, faites-vous reconnaître ; rassurez-le par quelques paroles affectueuses et le plus souvent il reprendra de lui-même l'attitude du sommeil. J'ai vu des enfants peureux s'habituer très vite à coucher seuls dans une chambre avec un bouton de sonnette à leur portée, après qu'ils eurent bien compris qu'à l'aide de ce moyen de secours, ils seraient immédiatement assistés en cas de réveil panique.

Rappelons, pour conclure, que les éleveurs sont d'accord pour considérer la peur comme la source principale des tares psychiques chez les animaux. Son rôle, chez l'enfant, sans être aussi exclusif, n'en est pas moins d'une importance qu'on ne saurait exagérer.

⁎⁎

Les aversions, les répulsions, les antipathies naissent avec une extrême facilité chez les enfants

1. *Loc. cit.*

nerveux. Elles sont parfois instinctives et héréditaires, sorte d'écho d'un ébranlement nerveux analogue subi par quelque ancêtre plus ou moins
éloigné, dans des conditions demeurées inconnues.

Les répulsions innées d'ordre physique résistent, en général, à toute action éducatrice. Lorsqu'elles sont héréditaires, on les retrouve chez
d'autres personnes de la famille, soit en ligne directe, soit en ligne collatérale. Certains mets, certains fruits, certaines boissons provoquent une
répugnance invincible. Si l'on parvient à en faire
absorber à l'enfant, son estomac se révolte et l'on
assiste à des symptômes d'intolérance.

Les aversions occasionnées par quelque impression pénible ayant produit un choc de la sensibilité sont aussi très tenaces. Elles se comportent
parfois à la façon des peurs morbides et s'accompagnent de phénomènes généraux qui rappellent
l'angoisse et la syncope.

Mais il y en a, et ce sont les plus nombreuses,
qui ne relèvent que du caprice et qui doivent être
combattues. Les sens, chez les enfants, ne sont
pas très développés ; leurs perceptions ne sont
pas, comme chez l'adulte, affinées par l'analyse,
modifiées ou perverties par l'imagination. L'enfant qui marque de la répugnance pour tel ou tel
aliment, telle ou telle boisson, obéit à l'imitation,
à l'exemple, à une prévention provoquée par une
tentative désagréable ou à un jugement faux né
de quelque trompeuse apparence. Certains enfants, accoutumés à un régime trop restreint ou
trop exclusif, se refusent obstinément à expéri-

menter tout ce qui sort du petit cercle de leurs
expériences habituelles.

Dès que l'enfant est en âge de comprendre, il
faut profiter des occasions favorables pour agir
sur son esprit, stimuler son amour-propre, l'ame-
ner, sans brusquerie, à sentir le ridicule de son
attitude. Peu à peu cette semence germera et un
beau jour on sera surpris de le voir accepter de
lui-même ce qu'il repoussait naguère avec obstination.

Certains enfants manifestent une singulière perversion de l'appétit qui les pousse à absorber des
substances non alibiles, quelquefois répugnantes
et malpropres. J'ai vu un jeune garçon qui déta-
chait avec ses ongles et dévorait le plâtre du mur
le long duquel son lit était placé. L'avidité de
certains enfants arriérés pour les choses innoma-
bles et même les excréments est bien connue des
spécialistes. Tantôt ce phénomène est précoce et
persistant, comme chez les derniers; tantôt il
est passager et relève alors d'un mauvais état de
la santé générale et du système nerveux qui peut
être combattu avec succès. Prichard, le premier
qui ait fait une étude d'ensemble de la *Folie mo-*
rale, rapporte le cas d'une fillette devenue soudain grossière, indocile, ingouvernable, dont l'appétit se pervertit au point qu'elle ne se nourrissait
que de légumes crus et de racines. Elle guérit
complètement de cette crise mentale.

Chez certains enfants fortement marqués de
l'empreinte névropathique, on rencontre encore
d'autres troubles de l'appétit et du goût tels que

la voracité, la gloutonnerie, la tendance à absorber une grande quantité de boissons. Certains refusent presque toute nourriture, d'autres manifestent impulsivement un goût très vif pour le vin et surtout les liqueurs fortes. Ces impulsions sont tantôt intermittentes, tantôt continues. Elles échappent aux méthodes ordinaires d'éducation et ne relèvent que de la médecine spéciale.

La façon dont se développe l'intelligence de l'enfant est extrêmement intéressante à connaître.

Tout d'abord on peut poser en fait qu'un développement trop lent aussi bien qu'un développement trop rapide est le signe d'une anomalie. Une fonction qui s'établit trop tôt ou trop tard suppose un organe troublé, ralenti ou accéléré dans son développement. Selon que telle ou telle partie du système nerveux est le siège de cette irrégularité évolutive, il se produit des effets divers et opposés. C'est ainsi qu'on assiste à des différences excessives dans l'aptitude à la marche et à la parole, dans l'apparition de la connaissance, de l'attention, des premières manifestations de l'affectivité. On voit des enfants dont l'intelligence, après un éveil momentané, retombe bientôt dans la nuit définitive sans autre cause apparente qu'un trouble évolutif de l'organe cérébral. On en voit d'autres qui, longtemps après que les enfants normaux ont accédé à la vie mentale régulière, commencent à peine à marcher, ne prononcent que quelques mots incorrects, sont dénués d'attention et sont le jouet d'une instabilité, d'une agitation motrice purement automatique.

Ce sont là des cas extrêmes qui relèvent surtout de la médecine, mais les cas intermédiaires sont fréquents. Condillac, dans sa jeunesse, passait aux yeux des siens pour un esprit borné. Caton, durant son enfance, était taciturne, opiniâtre et semblait imbécile ; ce ne fut que dans l'antichambre de Sylla qu'on apprit à le connaître. Jean-Jacques Rousseau se sert de ces deux exemples pour montrer qu'à juger de l'intelligence de l'enfant sur les apparences, on court le risque de se tromper. Il a raison, quoiqu'il appuie cette opinion d'arguments bien bizarres. Cela ne saurait d'ailleurs diminuer la valeur de cette règle d'observation, qu'un développement intellectuel progressif, régulier, harmonieux dans toutes ses parties est le gage d'un futur équilibre mental et d'une bonne santé psychique.

D'une façon générale l'évolution psychologique des filles est un peu plus rapide que celle des garçons. Elles parlent plus tôt... et davantage. Elles ont plus prononcé le don de l'imitation qui les fait s'assimiler le langage et la mimique des sentiments. Beaucoup de futurs névropathes donnent des signes précoces d'une vive intelligence. C'est le cas de nombreux hommes supérieurs dont le système nerveux n'est pas toujours, comme l'on sait, un modèle d'équilibre. Pascal, aussitôt qu'il sut parler, montra une vivacité d'esprit extraordinaire, au point que son père émerveillé renonça

à ses charges pour se consacrer à son éducation.
A dix ans il fait des observations sur le son ; à
douze, il découvre pour ainsi dire la géométrie ;
à seize il compose un essai sur les coniques ;
mais, à partir de dix-huit ans, il devient neurasthénique et ne passe plus un jour sans souffrir.
Bossuet fit son premier sermon à l'âge de quinze
ans dans le salon de la marquise de Rambouillet.
A dix-huit mois Saint-Saëns commença à s'exercer sur le piano. Mais pour un enfant précoce-
ment intelligent qui deviendra un homme supérieur, combien y en a-t-il qui resteront en route
et qui même justifieront cette opinion d'un
aliéniste que les enfants prodiges sont le plus
souvent des candidats à l'imbécillité et à la
folie ?

Il faut donc être circonspect et ne point pleurer de joie, comme le père de l'auteur des *Pensées*, aux premières saillies d'une intelligence
prématurément éveillée. Marion relate, non sans
un certain étonnement admiratif, l'histoire d'une
petite fille qui, dès l'âge de trois ans, manifesta
une sensibilité extrême à l'occasion de la mort
de sa grand'mère et qui, à partir de ce moment,
fut obsédée par la crainte de la mort et de l'au-
delà. A quatre ans, on la surprenait absorbée dans
des méditations sur l'infini des espaces, sur le
sens de la vie. Elle interrogeait sans cesse sur ces
sujets, sur la vie future, sur Dieu... Plaignons
plutôt cette enfant, dont l'intelligence à peine
éclose est déjà la proie de l'angoisse et du doute,
avant-coureurs de la psychasthénie future.

Mme de Motteville [1] raconte que Philippe d'Orléans, frère de Louis XIV, eut de l'esprit aussitôt
qu'il sut parler. Il avait la précocité naturelle
aux filles : c'était le premier symptôme de sa
nature invertie. Son enfance et sa jeunesse se
passèrent au milieu des femmes dont il partageait
tous les goûts et tous les amusements et sa vie,
comme l'on sait, n'eut rien de viril. N'eût-il pas
mieux valu que moins précoce et moins éveillé,
il eût, au sortir de l'enfance, choisi plutôt l'épée,
comme Achille, que les colifichets féminins qui
faisaient ses délices ?

* *

J'aborde enfin un sujet délicat mais dont l'importance est capitale pour l'avenir intellectuel et
moral de certains enfants nerveux. « C'est profa-
ner l'innocence naturelle de ces petits êtres tout
vierges, écrit M. Compayré [2], que de disserter,
comme le fait bravement M. Pérez, sur l'instinct
sexuel chez l'enfant de deux à trois ans, ou de
citer, comme se le permet Dupanloup, des médecins qui auraient vu des nourrissons amoureux
au berceau. » Il est, en vérité, difficile de comprendre un tel excès de sentimentalisme pudi-
bond chez un éducateur laïque. Dupanloup, qui
était évêque, fait preuve de plus de liberté d'esprit, et Pérez de plus de connaissances scientifi-

1. Cf. *Les Mémoires de Mme de Motteville* (Edition Petitot).
2. G. Compayré. *L'évolution intellectuelle et morale de l'enfant.* Paris, 1893.

ques. L'éveil de la sexualité, chez certains enfants,
est incroyablement précoce. C'est un fait d'observation connu depuis longtemps mais que les
recherches du Dr Freud, de Vienne, sur l'étiolo-
gie des névroses, bien que trop systématiques et
passibles d'objections sérieuses, ont bien mis en
évidence. Il n'est d'ailleurs pas un médecin fami-
liarisé avec les désordres nerveux qui n'ait constaté par lui-même que beaucoup d'anomalies psychiques, beaucoup de troubles névropathiques de
l'adolescence et de l'âge adulte doivent leur origine à une impression sexuelle forte ayant eu
lieu dans l'enfance, et quelquefois dès l'âge de
deux, trois ou quatre ans. Sans doute, chez les
enfants normaux ces impressions sont éphémères
et n'ont aucune influence sur leur future santé
morale ; mais il n'en est pas de même chez certains prédisposés. L'enfant a été témoin d'un acte
contraire à la décence, ou il a entendu des paroles
que son ignorance n'a pas comprises, mais que sa
curiosité a interprétées ; il a été victime de quelque manœuvre dépravée ou simplement imprudente ; des images obscènes sont tombées sous
ses yeux. L'impression qu'il en a ressentie a pris
les proportions d'un véritable choc émotionnel
durable. Chez les tout petits, le souvenir de cette
impression s'éteindra mais il n'en subsistera
pas moins dans les couches profondes de la mémoire pour se réveiller à l'âge adulte et, selon la
doctrine de Freud, intervenir dans la subconscience à l'occasion des fonctions sexuelles pour
provoquer l'explosion de nombreux phénomènes

psychasthéniques de forme angoissante. Chez les
enfants plus âgés l'impression persistera au contraire avec une intensité croissante, poussant les
uns vers des excès dont leur santé et leur développement organique auront à souffrir ; surexci-
tant chez les autres l'imagination, y provoquant
des associations d'idées et d'images contraires à
la nature des choses, troublant ainsi le fonctionnement normal de la sensibilité et déviant les émotions sexuelles dans le sens des dépravations et
des anomalies.

Il faut donc s'efforcer d'écarter des enfants nerveux toutes les occasions susceptibles d'éveiller
prématurément leur sensibilité spéciale et, pour
cela, leur épargner les promiscuités suspectes, ne
les confier qu'à des bonnes ou des gouvernantes
d'une moralité éprouvée, les tenir éloignés des
mauvais exemples, des spectacles obscènes, des
conversations risquées. On ne saurait à ce point de
vue entourer leur éducation de trop de précautions : « Les enfants, écrit Jean-Jacques Rousseau
qui s'y connaissait, étant un anormal, ont une singulière sagacité pour démêler, à travers toutes les
singeries de la décence, les mauvaises mœurs
qu'elle couvre [1]. »

Certains philosophes, tout en reconnaissant que
les différences sexuelles se manifestent dès le berceau, sont d'avis qu'elles sont en partie créées par
notre système d'éducation qui nous fait traiter
prématurément le garçon en petit homme et la

1. *Loc cit.*

fille en petite femme[1]. S'il en est vraiment ainsi,
ce que nous avons dit précédemment montre combien nos mœurs sur ce point sont rationnelles et
prudentes. On ne saurait s'attacher trop tôt à favoriser cette différenciation. L'indécision des tendances sexuelles chez les enfants nerveux peut
conduire à l'inversion et aux anomalies. Une mère
qui se féliciterait de voir son fils s'attarder aux
goûts et aux amusements des petites filles serait
vraiment bien imprévoyante. Mieux vaut un garçon vif, bruyant, batailleur, ami de la lutte et des
jeux de force qu'un enfant timide, craintif, toujours réfugié dans les jupes maternelles, qui ne
trouverait de plaisir que dans les jeux et la compagnie des femmes et des petites filles.

1. Marion. *L'éducation des jeunes filles.* Paris.

III

La seconde enfance

Evolution intellectuelle de l'enfant. Activité imaginative : elle persiste chez certains enfants au delà des limites habituelles. — Le mensonge et ses principales modalités. Suggestibilité. Fabulation. Onirisme. Simulation. Perversité. — Emotivité. Impressionnabilité. Le suicide chez les enfants. Ses causes. — Optimisme nécessaire en présence des tendances émotives et de leurs manifestations. Troubles névropathiques convulsifs et délirants consécutifs aux émotions et en particulier à la peur. — Les grandes névroses. Chorée. Mal comitial. — Troubles du sommeil. Rêves. Somnambulisme. — Enurésie. Ses modalités. Ses causes. — Les tics : leur nature psychologique ; leurs variétés. Comment les combattre. — Les tendances morales. Insuffisances. Arrêts de développement. Influence des maladies et des troubles de la nutrition.

Le développement de l'enfant se fait par périodes successives comportant chacune des opportunités morbides particulières. La seconde dentition, qui commence à sept ans, inaugure l'une de ces phases qui prend le nom de seconde enfance et qui se prolonge de cinq à six années pendant lesquelles la puissance formatrice dirige son effort principal vers l'évolution du cerveau et de ses fonctions ; c'est pourquoi cette période a reçu de

certains médecins philosophes le nom de *puberté
cérébrale*. C'est alors, en effet, que la sensibilité
commence à se développer, que l'imagination cherche à s'épanouir et que l'intelligence tend de plus
en plus à prendre conscience d'elle-même par
l'intégration progressive de la personnalité.

La mémoire a déjà commencé ses acquisitions
vers le milieu de la période précédente, entre quatre
et cinq ans. Avant cette époque de la vie, les impressions sont fugitives et ne laissent pas dans
l'esprit de profondes empreintes. Cette règle subit cependant des exceptions et je serais assez
porté à croire que les enfants précoces, même
beaucoup plus jeunes, n'oublient rien de ce qui
les émeut très vivement. M. Pérez a gardé le souvenir terrifiant d'une plaisanterie dont il fut victime à l'âge de deux ans de la part d'une bonne
stupide qui le tint un moment suspendu en dehors
d'une fenêtre de l'appartement comme pour le
précipiter en bas. D'autre part, nous avons vu que
certains neurologistes placent dans les impressions vives, bien qu'oubliées, du premier âge, l'o-
rigine des troubles nerveux plus ou moins graves qui ne se développeront qu'à une époque
beaucoup plus tardive de l'existence.

Grâce à la merveilleuse plasticité du cerveau
encore tout neuf, la mémoire se développe donc
avec rapidité et emmagasine incessamment des
matériaux nouveaux dont l'imagination va s'emparer pour les mettre en œuvre : c'est le premier
mode de l'activité intellectuelle chez l'enfant. Il
est le jouet des impressions qui l'assaillent de

toutes parts et que sa curiosité, ses étonnements, ses frayeurs, sa crédulité, faute d'expérience et de jugement, élaborent en conceptions qui n'ont le plus souvent rien de commun avec la réalité vraie. De là sa tendance à vivre dans un monde de fables et d'inventions merveilleuses. A la façon de ses ancêtres primitifs, dont il reflète exactement l'état mental, il personnifie les objets inanimés qui l'entourent, leur prête ses propres sentiments, perçoit entre eux des rapports mystérieux et impénétrables. Il ajoute une foi entière aux histoires qu'on lui raconte, les écoute avec délices et n'en est jamais rassasié. Il en invente lui-même de toutes pièces, auxquelles il ne croit d'abord qu'à demi, mais qu'il finit par s'assimiler plus ou moins au point d'oublier leur origine.

Ainsi l'activité imaginative de l'enfant s'éveille dès les débuts de sa vie mentale, dont elle suit le développement. Elle progresse d'abord en même temps que l'intelligence, puis s'atténue peu à peu pour disparaître vers l'âge adulte devant les progrès de l'expérience, de la réflexion et du jugement. Chez les enfants d'une sensibilité vive, d'un esprit éveillé et ardent, cette disposition naturelle est parfois le présage de magnifiques vocations artistiques et littéraires. Chateaubriand, George Sand, racontent, dans leurs Mémoires, que toute leur enfance fut une vie d'imagination, d'enchantement et de féeries.

Mais cette activité imaginative ne doit pas se prolonger au delà d'un certain moment, sous peine de devenir la source de graves imperfections men-

tales, surtout si les expériences journellement acquises restent éparses dans la mémoire et ne tendent pas, d'une façon régulière, à cette cohésion
harmonieuse dont résulte l'unité de la personnalité humaine.

A l'évolution lente de la conscience, succède
vers sept ou huit ans, une sorte de marche accé-
lérée qui fait que cette personnalité prend corps
et commence à s'accuser nettement. Chez certains
enfants, ce progrès est tardif et même n'aboutit
jamais à un entier développement. La synthèse
des acquisitions mentales reste fragmentaire, incomplète ; les états de conscience demeurent isolés les uns des autres et forment, à un moment
donné, autant de centres d'idéation qui s'ignorent
réciproquement et agissent pour leur propre
compte au mépris de l'unité du moi. Nous verrons plus loin quelles sont les conséquences de
cet arrêt de développement aux approches de l'âge
adulte ; bornons-nous pour le moment, à les étudier chez l'enfant.

*
* *

La première est le mensonge et ses modalités
principales dont nous allons donner un rapide
aperçu.

Tout d'abord l'enfant ment par intérêt, pour
éviter un châtiment ou une réprimande, par timidité, par gourmandise, par orgueil, par paresse,
par hypocrisie, par méchanceté : en un mot pour
la satisfaction de ses passions. Il n'a pas toutes
les nôtres, assurément, mais il a les siennes pro-

pres qui s'éveillent en même temps que sa sensibilité et son intelligence. J'ai vu mentir par dépit une fillette de vingt-deux mois et demi que son babil et sa mine éveillée rendaient charmante.

Chez l'enfant bien né, qui a une certaine droiture naturelle d'esprit, cette sorte de mensonge s'atténue de bonne heure. Il n'en est pas de même chez ceux qui sont mal pourvus de tendances naturelles à la moralité, ou dont la personnalité reste longtemps lâche et floue : ceux-là mentent longtemps ; quelques-uns mentiront toujours, par une sorte d'infirmité naturelle de leur esprit.

En second lieu le mensonge des enfants est fréquemment un amalgame, à doses variables, de réalité et d'imagination. Beaucoup aiment à raconter des histoires dont ils prétendent avoir été les témoins oculaires. Certains mensonges peuvent être inspirés aux enfants par des sentiments louables, comme l'affection, la pitié et c'est dans cette sorte de mensonge qu'il est facile de voir le rôle prépondérant qu'y jouent l'imagination et l'automatisme psychique.

Un enfant de cinq ans avait perdu sa bonne qu'il aimait beaucoup et qu'on avait renvoyée. Quelque temps après il revint tout joyeux de l'école, racontant qu'il l'avait rencontrée dans la rue, qu'elle l'avait embrassé, qu'elle l'avait conduit au bout du chemin en disant qu'elle voudrait bien revenir prendre sa place. Ce petit roman, car c'en était un, était né dans l'imagination de l'enfant de sa tendresse encore présente et de quelques lambeaux d'une conversation de ses parents qu'il avait entendue et dans laquelle il avait été question de rappeler la bonne.

Un autre enfant du même âge vient trouver son père et, gravement, lui propose de lui dire une fable. Le père y consent.

« Eh bien, dit l'enfant, je vais te dire le Loup et l'Agneau : Un agneau buvait dans un ruisseau. Un loup survint et lui dit : tu bois dans mon ruisseau ; je vais te manger. Mais un chasseur arrive, tire sur le loup avec son fusil et le tue. Pendant ce temps-là, c'est l'agneau qui courait ! »

La connaissance de ce penchant des enfants à mentir par excès d'imagination et par défaut de contrôle de la conscience personnelle encore insuffisamment formée chez eux est d'une importance capitale pour les parents, les éducateurs, les magistrats ; pour tous ceux en un mot qui peuvent avoir affaire aux enfants.

Après l'excès d'imagination dont le peu de cohésion du moi favorise les écarts chez l'enfant, c'est son extrême aptitude à recevoir passivement les suggestions du dehors qui l'exposent au mensonge. L'enfant croit aveuglément non seulement tout ce qu'on lui dit, mais encore, le plus souvent, tout ce qu'on lui fait dire ; surtout s'il y a le moindre intérêt. Pour plus de clarté, j'invente un exemple : un enfant a fait l'école buissonnière ; il rentre en retard à la maison dans une tenue un peu débraillée. Sa mère lui demande l'emploi de son temps et, pour cacher sa faute, il invente de vagues prétextes qui ne sauraient la satisfaire. Les questions pleuvent ; son embarras augmente.

On le presse : il balbutie. Tout à coup, un éclair traverse l'esprit de la mère : son enfant vient de courir un grand danger ; il a failli être victime de quelque guet-apens ; des bohémiens ont voulu l'enlever peut-être... C'est une piste que le petit coupable suit docilement ; il répond affirmativement à toutes les suppositions de la mère alarmée ; l'histoire prend corps et se condense ; l'enfant la retient, la débite sans y rien changer, se laisse conduire sur la place où campent en effet quelques nomades et voilà des gens sur qui pèse immédiatement une accusation des plus graves.

Ce que font en pareil cas les parents, les agents de la force publique, les magistrats insuffisamment avertis peuvent le faire et les faux témoignages des enfants devant la justice ont eu, nombre de fois, les conséquences les plus regrettables et les plus dramatiques.

Certains enfants sont spontanément poussés à raconter des histoires comme s'ils cédaient à un besoin de décharger leur imagination d'inventions encombrantes. Le Dr Dupré parle d'une fillette de deux ans et demi qui racontait avec force détails une promenade aux Buttes-Chaumont qu'elle n'avait point faite. Une autre de quatre ans, assistant au départ du bateau de Royan, se mit à conter avec des circonstances d'une précision surprenante, un voyage qu'elle disait avoir fait en bateau dans le centre de la France [1]. Ces inventions imaginatives dépassent les limites du simple men-

1. Dr Dupré. La Mythomanie. (*Bulletin médical*, 1905).

songe et, chez les sujets plus âgés, constituent de véritables romans d'une gravité exceptionnelle que nous aurons l'occasion d'étudier.

D'une façon générale, le témoignage de l'enfant est presque toujours entaché d'erreur, qu'il soit dupe de l'imperfection de ses sensations ou qu'il cède aux sollicitations de son imagination créatrice, ou encore, comme nous venons de le voir, qu'il subisse l'ascendant de quelque suggestion étrangère.

Cette suggestibilité naturelle est encore exagérée chez l'enfant dont le système nerveux a subi un choc, un ébranlement quelconque. En 1885, un enfant de sept ans et demi, du nom de Morin, fils d'un marchand de journaux de Paris, reçoit de sa mère, dans la matinée, le paquet de journaux qu'il doit distribuer dans le voisinage. Il ne rentre pas à la maison à l'heure habituelle où sa tâche est accomplie. On le recherche en vain et c'est le soir seulement qu'une dépêche de la préfecture apprend à ses parents qu'on l'a retrouvé à Billancourt où des pêcheurs l'ont retiré de la Seine au moment où il allait se noyer.

Interrogé, l'enfant raconte que le matin, dans la rue, un homme dont il donne le signalement détaillé, l'avait emmené avec lui ; qu'il avait eu peur, qu'ils étaient arrivés ensemble sur le bord de l'eau et qu'il était tombé dans la rivière. Deux messieurs qui pêchaient l'en avaient retiré ; on l'avait porté dans une maison où il y avait du feu ; on lui avait donné des vêtements secs. On lui objecta qu'il n'avait pu tomber tout seul dans la Seine. N'était-ce pas cet homme qui l'y avait précipité ? Cette question des parents faite avec l'indignation, l'angoisse que l'on peut imaginer, amène de la part de l'enfant une réponse affirmative ; ils acceptent aveuglément cette version nouvelle ; le commissaire de police, qui se croit sur la trace d'un crime, ne met pas en doute la sincérité de la prétendue victime qui, d'ailleurs, répète son histoire devant diverses personnes sans y introduire la moindre variante.

Le coupable est recherché et facilement retrouvé grâce au signalement précis que l'enfant a donné de sa personne. Cet homme cependant, prouve facilement son innocence. Le juge chargé de l'affaire conçoit des doutes ; il commet un expert pour faire une enquête et voici ce que l'on découvre malgré l'attitude hostile des parents qui n'admettent pas que l'on mette en suspicion la véracité de leur enfant : Depuis quelque temps le petit dormait mal ; il éprouvait des cauchemars pénibles. Il avait l'imagination frappée par la lecture des faits divers sensationnels que l'on faisait devant lui dans les feuilles que débitait sa mère. Sur ces entrefaites un musée de figures de cire était venu s'installer dans le voisinage. Devant la baraque se dressent des personnages immobiles qui le fascinent et l'attirent tout en l'effrayant. Un homme — l'homme accusé par lui — fait chaque jour le boniment. L'enfant, un jour, l'entend crier au public : « Entrez ! venez voir la tête de Morin assassiné ». Morin, c'est lui ! Le choc moral est produit ; à partir de ce moment il vit en proie à

la terreur ; il rêve tout haut du montreur de figures de cire ; il s'écrie qu'il va l'enterrer, le jeter
à l'eau. Le rêve ne disparaît pas tout entier au
réveil et l'enfant, au hasard d'un incident quelconque resté inconnu, en proie à une terreur
croissante, se met à vivre son rêve, se croit pour-
suivi par l'homme aux figures de cire, prend la
fuite et se jette à l'eau.

Mais le mensonge a d'autres origines encore. Il
peut être le produit d'une implusion instinctive.
La simulation, sorte de mensonge en action, n'a
pas d'autre origine. La plus familière aux enfants
est celle qui consiste à feindre une indisposition
ou une maladie.

Il y a des enfants mal doués au point de vue
intellectuel et moral, qui mentent et simulent
avec une fréquence et une ténacité déconcertantes.
Tantôt leurs mensonges sont inspirés par la vanité,
l'amour-propre. Une fillette commet des fraudes
et des vols afin de se faire passer pour riche et
de donner à ses compagnes une excellente opinion d'elle-même. Un garçonnet de huit ans se
couvre le corps de meurtrissures pour se vanter
ensuite d'avoir mis en déroute des malfaiteurs
qui l'avaient attaqué. Tantôt on ne découvre à ces
mensonges aucun mobile ; leurs auteurs mentent
sans raison, comme par virtuosité pure, comme
pour le plaisir. Cette dernière forme prend chez
quelques enfants une physionomie étrange et
mystérieuse. On en a vu s'enfuir de la maison
paternelle et refuser, avec une persistance invincible pendant des mois, de faire connaître le do-

micile de leurs parents. A toutes les questions
qu'on leur pose, les uns se taisent, les autres inventent un nouveau mensonge. Quand leur histoire est reconnue fausse, ils en débitent une autre
et ainsi de suite, indéfiniment. Le mensonge qui
prend ces proportions n'est plus le mensonge ordinaire ; c'est la manifestation d'une intelligence,
sinon troublée, du moins très mal équilibrée,
pleine de lacunes, partielle, en quelque sorte, où
le sens moral et la conscience personnelle ont été
frappés d'un véritable arrêt de développement.

Le mensonge, sous sa forme bénigne, qui résulte de l'évolution incomplète de l'esprit chez
l'enfant, peut être efficacement combattu par une
éducation bien dirigée. Il importe d'y apporter des
soins constants et une fermeté calme, mais sans
défaillance. Il faut sans cesse rappeler le coupable
à la réalité, lui montrer les conséquences avilis-
santes de son mauvais penchant, faire appel aux
sentiments de moralité dont bien peu de sujets
sont entièrement dénués. Quant aux formes plus
graves dont nous avons esquissé les contours, il
s'agit, soit d'une infirmité congénitale de l'esprit,
soit d'une maladie véritable qui relève plus de la
médecine que de la pédagogie et de l'éducation.

*
* *

Certains enfants nerveux manifestent prématurément une sensibilité excessive et déréglée. Ils
subissent exagérément toutes les impressions du

monde extérieur et leurs réactions violentes sont
pour eux une cause de fatigue nerveuse qui est
comme l'ébauche de la neurasthénie. Ils sont timides, susceptibles, scrupuleux, craintifs, hésitants.

Déjà l'on voit poindre chez certains d'entre
eux la rougeur émotive, qui peut devenir plus
tard une véritable obsession maladive. Certaines
petites filles, toujours plus précoces que les garçons, rougissent de très bonne heure, vers deux
ou trois ans, si l'on en croit Darwin qui dit avoir
observé une fillette de quatre ans qui rougissait
quand on la reprenait de quelque faute.

Certains enfants sont tellement sensibles aux
reproches qu'ils en tombent dans de véritables
crises de désespoir. Chez ceux-là, le rôle de l'éducateur est d'une extrême délicatesse car une inad-
vertance de sa part peut entraîner des conséquences imprévues et déplorables. A sept ans, l'historien
Quinet ayant commis une faute, après avoir un
instant bravé la réprimande fut pris d'un remords
si violent qu'il s'arrachait les cheveux en criant
à tout le monde : « Je suis damné ! Je suis damné ! »

J'ai vu des parents manier l'ironie contre des
enfants de sept à huit ans. Quelle déplorable erreur et quelles blessures inguérissables on peut
faire à de jeunes âmes bien nées dont l'amour-
propre n'est peut-être que le signe précoce d'une
certaine élévation de caractère ! Au lieu d'exas-
pérer leur sensibilité, d'augmenter leur tendance
naturelle à l'indécision, d'inhiber leur volonté
déjà chancelante, que ne vous adressez-vous à

leur cœur, et, sans tomber dans cet autre écueil non moins fâcheux qu'est la sensiblerie, que ne prenez-vous le chemin de la sympathie pour arriver jusqu'à leur raison, s'il vous faut absolument user de la réprimande ?

Avec ces enfants avides d'affection et de tendresse, la rigueur impitoyable n'est pas davantage de mise, et la violence des procédés d'éducation entraîne la violence des réactions émotionnelles. Gilbert de Pixérécourt, un dramaturge qui eut son heure de célébrité, était élevé durement par un père insensible et d'un caractère peu commode ; aussi son âme était-elle en proie à une noire tristesse. Sous la discipline de fer qui lui était imposée, tout événement prenait pour lui des proportions tragiques. A l'âge de dix ans, menacé d'être enfermé pendant les vacances dans la maison de correction de Maréville, il prend sa course pour aller se jeter dans la Meurthe et n'est sauvé que par l'intervention charitable d'un passant qui avait assisté à sa tentative de suicide.

Cette anecdote nous amène à dire un mot du suicide chez les enfants, problème douloureux qui préoccupe d'autant plus les moralistes que le nombre de ces jeunes victimes d'une fatalité déplorable va sans cesse en augmentant. C'est par centaines qu'on peut récolter chaque année dans les journaux la mention de suicides précoces. On les voit se produire indistinctement dans toutes les classes sociales. Sous le toit du paysan comme sous celui du bourgeois, à l'atelier aussi bien qu'au collège, on trouve des enfants qui ne peuvent supporter l'absence de tendresse, les blessures d'amour-propre, l'injustice et la brutalité des hommes.

Quelques-uns de ces actes désespérés sont la conséquence d'une idée obsédante, triste héritage familial, dont l'éclosion prématurée dans l'esprit de l'enfant, y jette le trouble et finit par devenir une impulsion irrésistible. La plupart sont simplement la réaction instantanée et quasi instinctive d'une émotivité qui ne se possède plus. D'autres sont la conséquence d'une véritable maladie mentale, comme le suicide de cet enfant de cinq ans qui se jeta d'une fenêtre dans la rue, ne pouvant supporter le chagrin que lui avait causé la mort de sa sœur.

Ce qui frappe dans certains de ces actes de désespoir, c'est la futilité de la cause qui les a provoqués : Un enfant va se précipiter sous un train parce qu'ayant querellé son frère à propos de la possession d'un chapeau, ses parents lui donnent tort. Un autre, âgé de neuf ans, court se jeter dans la Seine pour une réprimande de son père, après avoir mis dans sa poche ce billet navrant : « Je me suicide parce que mon père m'a grondé. »

C'est encore l'émotion causée par une accusation fausse ou inconsidérée, l'effroi consécutif à des menaces excessives et faites avec l'intention de frapper l'imagination. Une gamine avait trouvé sur une fenêtre une pièce de billon qu'elle s'était appropriée. On la menace des gendarmes avec tout l'étalage d'une mise en scène qui l'affole si bien qu'elle va se précipiter sur l'heure dans l'étang voisin.

Les brimades dont certains enfants émotifs sont l'objet au collège de la part de leurs camarades peuvent les pousser au désespoir. Il est encore tout récent cet exemple d'un écolier anglais qui allait se placer devant la locomotive d'un express pour échapper à des ennuis de ce genre. Cependant l'enquête faite par la justice à propos de ce suicide établit que les taquineries et les brimades qu'il avait subies n'avaient pas dépassé la mesure tolérée dans la plupart des maisons d'éducation.

Les déceptions d'amour-propre, si nombreuses depuis que la jeunesse se rue à l'assaut des concours et à la conquête des diplômes, font des victimes nombreuses. Il est courant de lire dans les journaux que telle session d'examens a été signalée par des tentatives de suicide.

Mais n'allons pas plus loin. Ce qu'il nous resterait à dire dans cet exposé des motifs auxquels obéissent les jeunes sujets qui se donnent volontairement la mort concerne plutôt les adolescents dont nous aurons à nous occuper plus tard. Terminons en signalant le manque d'affection, la brutalité, les mauvais traitements comme une des causes les plus importantes des actes de désespoir des enfants trop sensibles.

.*.*

Dans beaucoup de faits de l'ordre de ceux que nous venons de signaler, il entre une part de fa-

talité qui échappe aux prévisions les plus rigoureuses. Les enfants qu'ils concernent sont de petits malades qu'il faut faire soigner dès qu'on
découvre les premiers symptômes du mal qui les
menace, mais comme il n'y a pas de cloisons étan-
ches entre la santé et la maladie, beaucoup de
ces jeunes émotifs ne réclament, pour rester dans
la droite voie, qu'une surveillance affectueuse et
assez éclairée pour comprendre leur petit chagrin
et les en distraire, moins par des raisons, au-dessus de leur portée, que par des encouragements
et des caresses.

La sympathie affectueuse qui est nécessaire à l'é-
quilibre de la sensibilité chez certains enfants ne
doit pas être confondue avec cette sollicitude toujours en éveil, toujours en alarmes que déploient
beaucoup de gens autour d'eux et qui ne fait que
développer jusqu'à l'exaspération leurs tendances
émotives. Ils seront moins vibrants, moins craintifs s'ils sentent la sécurité et le calme régner autour d'eux. Il ne faut point vouloir vivre leur
vie, leur épargner l'effort à tout prix, écarter de
leur chemin tous les obstacles, tarir en eux les
sources de l'initiative, mais les préserver seulement des impressions brusques et violentes dont
le choc peut créer au plus profond de leur sensibilité un état émotionnel latent d'où sortiront
bientôt des accidents nerveux assez disparates en
apparence, mais auxquels leur caractère paroxystique confère une certaine unité.

Ces accidents, chez les plus jeunes, sont des syncopes, des accès périodiques de sommeil, des cri-

ses d'une toux sèche, quinteuse, à répétition indéfinie, des vomissements, des hoquets ; et chez
les plus âgés du délire de forme somnambulique,
des crises convulsives, des contractures, quelquefois des phénomènes paralysiformes et plus rarement encore des simulations de maladies organiques.

La peur est un puissant générateur de troubles
de cette nature. On la trouve à l'origine d'une
foule de névroses, et même après qu'elles sont
guéries on en voit parfois les effets persister sous les
espèces d'une impressionnabilité systématisée. Un
enfant qui, à la suite d'une frayeur éprouvée entre chien et loup, avait eu des accidents nerveux
d'une certaine gravité et en avait heureusement
guéri, éprouvait tous les soirs, après le coucher
du soleil, une angoisse telle qu'on n'eût pu, sans
danger pour sa raison, le laisser seul un instant.

J'ai le souvenir d'un autre enfant qui, violemment ébranlé par la mort de sa mère, avait, dès
le jour même des obsèques, commencé une série
de crises délirantes pendant lesquelles il revivait
tous les détails de la cérémonie, voulait se jeter
dans la fosse, manifestait une joie bruyante à l'i-
dée d'aller y retrouver sa pauvre maman dispa-
rue. Longtemps après la guérison de ces phénomènes somnambuliques, il ne pouvait voir son
père s'éloigner de la maison sans être pris d'une
vive frayeur et de mouvements convulsifs.

Gardez-vous, quelles que soient vos craintes,
d'exprimer devant ces enfants des idées trop pessimistes à l'occasion des incidents de leur santé,

des chutes qu'ils font, des petits accidents dont
ils sont victimes ; c'est une faute dans laquelle
tombent beaucoup de gens et dont les conséquences peuvent être déplorables. Un enfant se
plaint de souffrir du genou; on exprime devant
lui la crainte qu'il n'en résulte une tumeur ou
une arthrite : le lendemain l'enfant est paralysé
de son membre inférieur. Son imagination n'avait
pas attendu pour réaliser les symptômes du mal
dont il s'était cru menacé sur la foi des propos
qui avaient frappé son oreille. Craignez que cet autre, qui vient de recevoir un grain de sable dans
l'œil, ne réalise une contracture persistante des
paupières, s'il vous entend exprimer des craintes
excessives sur les conséquences de cet accident
banal et habituellement sans conséquence.

Développer davantage ce sujet ne me paraît pas
nécessaire. Il faudrait un chapitre rien que pour
passer en revue les principales circonstances dans
lesquelles un enfant nerveux peut réaliser des
troubles sérieux sous l'influence d'une émotion
intempestivement entretenue et avivée. Il suffira
d'insister sur l'extrême suggestibilité des jeunes
nerveux et sur la nécessité de ne point exprimer
devant eux et à leur sujet des craintes toujours
inutiles, souvent dangereuses, fussent-elles en apparence fondées. En pareil cas, un optimisme systématique est de rigueur. Le médecin lui-même,
quelque raison qu'il croie avoir de s'alarmer, doit
opposer un visage serein aux regards interroga-
teurs du petit malade et ne point multiplier les
explorations, les examens et les pansements. Ce

n'est pas tant d'appareils que de sécurité dont l'enfant, avant tout, a un impérieux besoin.

*
* *

La chorée ou danse de Saint-Guy est encore une maladie de l'enfance dans l'éclosion de laquelle, bien qu'elle semble ne se développer que sur un terrain spécial préparé par l'infection, les émotions morales vives jouent un rôle important. C'est entre sept et dix ans qu'on l'observe avec le plus de fréquence. Les filles y sont deux fois plus sujettes que les garçons. Les prodromes en sont surtout d'ordre intellectuel et moral : la mémoire et l'attention s'affaiblissent ; l'intelligence a moins de vivacité ; l'enfant appliqué devient paresseux ; l'enjoué passe peu à peu de la tristesse à la maussaderie. Le caractère devient inquiet, timoré, sauvage et irritable. Enfin surviennent les premiers mouvements incoordonnés qui fixent le diagnostic de la maladie dont la terminaison la plus habituelle est la guérison. Mais ce n'est qu'au bout de longs mois que l'humeur et l'intelligence reprennent leur équilibre antérieur.

C'est enfin pendant la seconde enfance que se révèlent les nombreuses manifestations qui, soit qu'elles n'aient pas été traitées à temps, soit qu'elles aient résisté aux ressources de la médecine, s'établissent à demeure et constituent le mal comitial, ou épilepsie. Les émotions ne sont pas, très probablement, étrangères à leur éclosion, quoi qu'on ait certainement exagéré leur influence ;

mais elles ne jouent jamais que le rôle de cause
occasionnelle, la cause réellement efficiente devant être cherchée dans des lésions matérielles du
système nerveux soit congénitales, soit acquises.
Pas plus que la précédente, d'ailleurs cette affection classée ne doit nous retenir ; elle relève essentiellement de la pathologie et n'appartient en
aucune manière à cette zone intermédiaire entre
la santé et la maladie dont l'exploration doit rester l'unique objet de ce livre. Un conseil, cependant. En présence d'un évanouissement suspect,
de mouvements convulsifs de courte durée, par-
tiels ou généralisés, d'un état vertigineux inex-
pliqué, d'un trouble momentané de la conscience,
ayez, sans perdre de temps, recours au médecin.
Voyez-vous cet enfant qui tout à coup pâlit, l'œil
fixe et le visage étonné, s'arrête au milieu de la
phrase ou du geste commencé, reste immobile
quelques secondes, puis pousse un soupir et continue sa phrase ou son geste sans avoir conscience
de ce qui vient de se passer : ce n'est rien en apparence ; pourtant cet instant qui n'a guère plus
duré qu'un éclair va peut-être décider de toute
son existence.

.*.

Le sommeil, chez l'enfant, mérite une attention
particulière. Les troubles de cette fonction ont
souvent une origine organique. Notre jeune pupille s'agite dans son lit, en proie à un cauche-
mar ; soudain il se dresse en poussant un cri, les
yeux hagards, dans une attitude d'épouvante :

c'est qu'il a un peu de fièvre, qu'il est sous le coup d'une petite infection commençante ou simplement qu'il n'a pas digéré son repas du soir. Qu'il entende votre voix ; apaisez-le par quelques paroles rassurantes, recouchez-le doucement et presque aussitôt il reprendra le cours de son sommeil interrompu.

Chez certains enfants, la vivacité des rêves, qui presque toujours se déroulent sur le thème de leurs jeux habituels, provoque une sorte d'état somnambulique auquel il serait excessif d'attacher une importance particulière. Une petite fille, tout à coup, saute à bas de son lit avec une décision et une prestesse que vous ne lui connaissiez pas pendant la veille, et vous la voyez se diriger rapidement vers la chambre voisine en rechignant comme au cours d'une dispute ; appelez-la ; aussitôt elle se calme, accourt à votre voix et tombe dans vos bras. Le rêve est achevé ; vous n'avez plus qu'à la recoucher doucement.

Votre fils a dix ans. Il dort depuis deux heures quand soudain il pousse une bruyante exclamation, saute de son lit et court vers la pièce voisine en prononçant quelques paroles de joie et de triomphe, car il rêve qu'il vient de prendre un moineau au piège qu'il avait tendu la veille dans le jardin. Parlez-lui ; le son de votre voix le tirera de son rêve et, sur votre injonction, il regagnera aussitôt son lit avec une agilité surprenante et, sans désemparer, reprendra son sommeil à peine interrompu.

L'insomnie, chez l'enfant, peut, comme le cau-

chemar, provenir de quelque trouble fonctionnel
qu'il s'agit de rechercher. Plus souvent, toutefois, elle est le résultat d'un état de souffrance du
système nerveux lui-même, occasionné soit par
une émotion trop vive dont l'ébranlement sub-
siste encore, soit par un sentiment de peur vague
ou systématisée, soit par quelques-unes de ces idées
obsédantes dont nous savons que les enfants émotifs ne sont pas exempts. En dehors de l'intervention médicale qui peut s'imposer en pareil cas,
il y a là une indication psychologique qu'il importe de remplir le plus tôt possible : c'est d'é-
loigner l'enfant du milieu où son émotivité s'est
développée. En raison du peu de ténacité des
impressions de l'enfant, le succès est presque
assuré.

*
* *

Il existe d'autres troubles du sommeil chez l'enfant dont les conséquences très particulières nous
obligent à entrer dans quelques détails : c'est
d'une part la profondeur exagérée de ce sommeil, qui supprime cette sorte de vigilance obscure qu'exerce un reste de conscience chez l'individu normal sur certains rouages de l'organisme
endormi ; c'est, de l'autre, le retour systématique
de rêves dont l'effet est de tromper cette vigilance et d'en supprimer le contrôle nécessaire au
maintien de l'équilibre fonctionnel. Tel est le cas
des enfants qui, en dormant, ont des mictions involontaires. Cette catégorie nombreuse de nerveux, malgré la bénignité de cette petite infir-

mité en quoi consiste l'incontinence nocturne d'urine, fait le désespoir des familles et aussi des médecins qui, s'obstinant à y voir une affection organique, prodiguent à leurs jeunes clients les trésors aussi trompeurs qu'inépuisables de la pharmacopée et de la chirurgie.

On ne saurait trop le répéter, l'énurésie est un phénomène de cause psychique [1]. Elle suit, dans son évolution, les mêmes lois que les autres anomalies psychiques ; c'est-à-dire qu'elle apparaît dans la majorité des cas, comme la conséquence exclusive d'une petite imperfection du système nerveux. Chez le plus grand nombre, elle date de la naissance elle-même ; chez les autres, elle succède à quelqu'une des causes provocatrices habituelles des troubles nerveux d'ordre psychique ou convulsif : les émotions vives, les accidents et surtout les maladies infectieuses parmi lesquelles domine la rougeole.

Les époques où le développement du système nerveux subit une poussée sont favorables à son éclosion ; elle se manifeste surtout de sept à treize ans avec un maximum de fréquence vers la dixième année. Le surmenage, la fatigue physique, les jeux trop violents contribuent à l'entretenir.

Ce qui caractérise la mentalité des enfants que

1. *A. Cullerre.* L'incontinence d'urine et son traitement par la suggestion (*Archives de Neurologie*, 1896). Note sur le traitement de l'Incontinence d'Urine par la suggestion (Congrès international de l'Hypnotisme, Paris, 1900). De l'incontinence d'urine dans ses rapports avec l'hystérie infantile (Congrès des aliénistes et neurologistes, Toulouse, 1897.)

désole cette infirmité, c'est, chez les uns, l'émotivité que révèle leur physionomie timide et crain-
tive, leur extrême suggestibilité, leur tendance à
l'hypocondrie et à l'indécision ; chez les autres,
ce sont certaines incorrections morales plus ou
moins graves : quelques-uns en effet, se montrent
sournois, indisciplinés, méchants, menteurs, impulsifs et prématurément vicieux.

Leur sommeil, comme nous l'avons observé
précédemment, n'est pas normal et c'est là l'origine de leur disgrâce. Les uns ont le sommeil tellement lourd et profond qu'ils ne s'assimilent pas
les avertissements venus du réservoir vésical et
tout se passe chez eux comme si le centre cérébral qui régit la miction n'existait pas, ou plutôt
était inactif. Chez les autres, grands rêveurs, la
sensation de besoin ne stimule qu'insuffisamment
ce centre, pas assez pour assurer le plein effet de
son action d'arrêt, assez cependant pour éveiller
des idées subconscientes relatives à la fonction,
des rêves directement mictionnels ou des cauchemars agités ayant pour conséquence indirecte
une exonération involontaire. Ce mécanisme apparaît très clairement chez nombre d'enfants qui,
à peine endormis, tombent dans une agitation
onirique terminée par une miction. Il n'est pas
moins évident chez ceux qui ne se mouillent que
d'une façon intermittente : les soirs où l'accident
doit se produire, on observe une modification de
l'humeur et du caractère, de l'excitation intellectuelle, de l'énervement, c'est-à-dire les signes
avant-coureurs d'une sorte de crise délirante.

Cette forme d'énurésie est heureusement la moins fréquente. Le plus souvent, les choses se passent d'une façon plus discrète. On ne s'aperçoit que d'une chose, c'est que le lit de l'enfant est mouillé à son réveil et alors commence à se dérouler chez lui et chez les parents une double action psychologique dont le résultat est la répétition de l'accident et sa consolidation sous forme d'infirmité de plus ou moins longue durée. Du côté des parents éclatent l'indignation, la colère suivie de reproches amers, de punitions, peut-être de corrections manuelles. L'enfant, lui, humilié, honteux de sa faiblesse, se trouble d'autant plus qu'il a davantage conscience que sa responsabilité n'est pas en jeu et que les traitements dont il est l'objet sont injustifiés. Son émotivité en est augmentée ; son autosuggestibilité se développe et la crainte qu'il a du retour de l'accident le ramène d'une façon quasi fatale. C'est un cercle vicieux dont il sera bientôt impossible de sortir.

Il le faut pourtant, bien que cette infirmité guérisse d'elle-même, mais parfois si tard ! Il le faut parce qu'il est simple et facile, dans la plupart des cas, soit d'en diminuer les effets, soit d'en obtenir la disparition complète. Et tout d'abord, revenez au calme ; cessez de gronder et de punir. Faites comprendre à l'enfant que vous ne le rendez pas responsable de ce qui arrive et que vous ne prenez pas la chose au tragique. Qu'il se sente rassuré, soutenu, encouragé dans son épreuve. Ne tombez pas dans des exagérations inutiles et même nuisibles, comme de le soumettre à un régime sec ou de le priver de certains aliments que vous jugez trop aqueux ; ne le dérangez pas de son sommeil plusieurs fois la nuit, selon une pratique courante et désastreuse, sous prétexte de prévenir l'accident redouté, car vous ne tarderiez pas à vous faire à vous-même cet aveu que j'ai recueilli bien des fois de la bouche de parents découragés : « Plus je fais lever mon enfant la nuit pour prévenir la miction involontaire, et plus elle redouble de fréquence. » C'est ainsi qu'à entourer d'une sollicitude alarmée le petit nerveux, on multiplie par suggestion indirecte les accidents que l'on voudrait prévenir.

Une observation qui démontre bien l'origine psychique de l'énurésie et le rôle de l'autosuggestion dans sa production est celle que l'on peut faire chez les petits paysans que l'on a guéris. La guérison se maintient tant qu'ils restent chez leurs parents, mais il n'est pas rare de voir l'incontinence se reproduire dès qu'ils entrent chez un patron comme domestiques : l'appréhension qu'ils ont du retour inopportun de leur infirmité suffit à en provoquer le retour.

Les jeunes incontinents ont des besoins plus fréquents et plus impérieux que les enfants normaux, soit qu'ils souffrent d'une irritabilité locale particulière, soit, ce qui est plus ordinaire, que leur émotivité ait été malencontreusement ébranlée à propos de cette fonction, comme le montrent l'abondance des excrétions de quelquesuns et la tendance de quelques autres à absorber des liquides en excès. Ces deux phénomènes sont

d'origine auto-suggestive ; ils indiquent la voie à
suivre pour arriver à rétablir l'équilibre. A l'auto-
suggestion il faut opposer la suggestion contraire
du thérapeute, au besoin par le procédé inoffensif de l'hypnose et dans les trois quarts des cas
le résultat cherché sera promptement atteint.

*   *
*

On voit chez certains enfants nerveux, entre la
huitième et la dixième année, quelquefois plus tôt,
quelquefois plus tard, apparaître, à l'occasion de
quelque gêne ou de quelque petite souffrance lo-
calisée, certains phénomènes moteurs d'abord
discrets et fugitifs qui se répètent plus ou moins
fréquemment et dont l'allure insolite ne manque
pas d'attirer l'attention. Ce sont de petites secousses musculaires rapides et brèves des paupières,
du nez, de la bouche, du cou, des épaules et des
membres. Ces contractions, d'abord volontaires
et conscientes, sont adaptées à un but qui est de
supprimer la gêne et le malaise. Mais il arrive
qu'elles persistent après la disparition de la cause
qui les a produites et que, peu à peu, elles se li-
bèrent du contrôle de la conscience, passent à
l'état d'habitude, et, par l'habitude, se transfor-
ment en actes automatiques : ce sont les tics.

Le tic n'a pas seulement pour origine une gêne,
une irritation périphérique, une démangeaison,
une cuisson, une petite douleur ; il peut encore se
produire sous l'influence de l'imitation. D'où cette
conséquence que tout tiqueur doit être tenu éloi-

gné de l'école et même de la famille, s'il y est
en contact avec d'autres enfants. On sait quel est
le rôle de l'imitation dans la production des tics
chez les animaux : il suffit d'un cheval tiqueur
pour que, de proche en proche, tous les habitants
de l'écurie contractent à leur tour l'habitude morbide. Chez les enfants, l'imitation n'est guère
moins puissante et moins dangereuse. On a même
cité le cas de plusieurs enfants contractant successivement les tics dont leur mère était affligée.

Si l'on a bien saisi quelle est l'origine des tics,
on s'expliquera sans difficulté l'infinie diversité
de leurs manifestations. Il y a des tics de la face,
des yeux, des mâchoires, du cou qui se traduisent par des grimaces, des clignements, des ho-
chements, des gestes d'affirmation ou de négation.
Il y a ce tic spécial aux écoliers des deux sexes,
connu sous le nom barbare d'onychophagie, qui
consiste à se ronger les ongles pendant les heures
de travail, et contre lequel les hygiénistes fulmi-
nent au nom de la prophylaxie de certaines maladies infectieuses. Il y a les tics de grattage, mouvements du bras et de la main dirigés vers les
points du corps qui furent, à l'origine, le siège
de piqûres ou de démangeaisons. Il y a des tics
de la respiration, aussi variés que les groupes de
muscles qui prennent part à cette fonction capitale ; il y a les tics de déglutition qui ont leur
siège dans la gorge ; les tics de la bouche qui se
traduisent par des crachements répétés et intem-
pestifs ; les tics des lèvres, mordillements qui
occasionnent à la longue des déchirures et des

plaies rebelles ; les tics de la langue, les tics de
la parole. Vous avez remarqué, dans le monde,
ces personnes quelquefois fort intelligentes, mais
le plus souvent d'un esprit médiocre et ennuyeux,
qui ne peuvent prononcer la moindre phrase sans
y intercaler de ces mots parasites qui reviennent
sans cesse, à la manière d'un refrain : ce sont
des tiqueurs d'une variété particulière.

Il y a aussi le bégaiement, dont ont été affligés
quelques grands hommes, qui est à la fois un tic
et un vice de développement de la langue dont
la motilité est diminuée.

L'aptitude de certains enfants à tiquer est telle
qu'au cours des années ils passent d'un tic à un
autre. Tel à six ans commence par un tic de la
respiration qui, à sept ans tiquera de la langue,
à huit ans de la jambe, et à douze ans de la tête
et du cou. Il semble qu'il y ait, dans cette habitude morbide, comme la manifestation d'un état
mental particulier, une sorte de décharge analogue à la crise convulsive ou à l'acte impulsif qui
succède à une idée fixe, à une obsession. MM. Ray-
mond et Janet rapportent qu'une tiqueuse, après
sa guérison, ressentait presque tous les jours et à
heure fixe, une angoisse, un sentiment violent de
colère et des impulsions à frapper et à mordre,
par une sorte de déplacement de l'irritation systématique des centres nerveux.

C'est qu'en effet « n'est pas tiqueur qui veut »,
selon la formule des spécialistes [1]. Bien que parmi

1. H. Meige et G. Feindel. *Les tics et leur traitement.* Paris,
1912.

les tiqueurs on compte nombre de gens d'une intelligence élevée, d'esprits vifs, alertes, ingénieux,
primesautiers, plein d'originalité, et que l'histoire
ait conservé le nom de quelques grands hommes
atteints de cette disgrâce tels qu'Ésope, Alcibiade,
Démosthène, Virgile, Turenne, le poète Malherbe,
le tsar Pierre le Grand et l'académicien Testu, qui,
au temps de Louis XIV faisait les délices des sa-
lons par l'agrément de sa conversation et le charme
de ses productions littéraires, le tiqueur appartient sans conteste à l'armée des névropathes. Ses
facultés dans leur ensemble, manquent d'harmonie, on y constate des imperfections et des lacunes. Le développement de sa mentalité se trouve
presque toujours en arrière de ce qu'il devrait
être en réalité. Chez les enfants, c'est de l'infantilisme persistant. Chez les adultes, c'est, suivant
l'expression même d'un auteur, « une grande mobilité d'idées et une légèreté d'esprit et de caractère qui n'appartient qu'à la première jeunesse,
et qui résiste aux progrès de l'âge ».

Laissons de côté cette étrange maladie de Gilles
de la Tourette, où les simples tics se compliquent
d'explosions verbales de forme ordurière ou d'une
impulsion irrésistible à répéter, à la façon d'un
écho, les mots entendus par les malades ou les actes qu'on exécute ou même que l'on mime en leur
présence. Il s'agit d'une affection mentale rare et
qui ne relève que de la médecine. Mais dans la
foule des simples tiqueurs ordinaires, il est fréquent de rencontrer des émotifs et des obsédés,
et, chez presque tous, une plus ou moins grande

versatilité d'humeur et d'idées, une impuissance
variable de l'attention, une forte tendance à l'impulsivité et une véritable infirmité de la puissance
volontaire.

La mentalité du tiqueur, comme on le voit,
soulève plusieurs problèmes psychologiques que
nous aurons lieu d'étudier à mesure que nous
avancerons dans cette étude, mais dont l'examen
ne ferait, pour le moment, que compliquer à l'excès cette rapide revue des phénomènes qui caractérisent spécialement les tics de l'enfance.

Si, dans le moment même où le geste automatique se produit, le tiqueur, en tant qu'être
conscient, y demeure étranger, il n'en est pas de
même dans les intervalles. Il connaît alors son
infirmité, en est honteux et la déplore.

Le tiqueur peut, dans une certaine mesure, mettre un frein momentané à son habitude morbide,
mais au prix d'un effort qu'il ne peut prolonger,
de sorte qu'à un moment donné, dominé par un
malaise croissant qui aboutit vite à l'angoisse, il
est contraint de s'abandonner et de donner cours
à une véritable décharge de mouvements désordonnés.

Ce n'est cependant que par un exercice soutenu
de la volonté que le tiqueur peut se libérer de son
habitude morbide. On arrive à enrayer les tics et
à les faire disparaître dans beaucoup de cas, si,
dès le début, on y apporte le remède nécessaire,
qui consiste en une répression méthodique, en un
appel incessant à l'attention de l'enfant et à sa
volonté défaillante. Il y faut du loisir, de la pa-

tience et une parfaite égalité d'âme. Les mouvements d'impatience, les reproches irrités, les ré-
primandes ou les corrections administrées au
hasard de l'humeur et du moment, vont directement contre le but et ne font qu'exciter la sensibilité déjà troublée de l'enfant, desserrer encore
les liens trop lâches de sa personnalité et par
conséquent favoriser l'automatisme moteur qu'il
s'agit précisément de faire disparaître.

Pour bien se pénétrer de la vérité de ce précepte il suffit d'examiner ce qui se passe chez le
tiqueur dans le cours ordinaire de la vie : lorsque
son attention est solidement fixée sur quelque
chose, il cesse de se livrer à son habitude névropathique. Il en est ainsi chez la jeune fille qui
joue du piano, chez l'homme qui joue au billard,
chez le bateleur qui jongle avec des couteaux à
lames tranchantes, chez la danseuse qui, sur le
théâtre, exécute un pas savant de ballet. Pendant
qu'ils se livrent à ces occupations absorbantes, on
ne remarque, chez ces tiqueurs aux spécialités si
diverses, aucun mouvement qui ne soit parfaitement adapté à l'exercice qu'ils exécutent. A peine
rentrent-ils dans le repos que leurs agitations déréglées reparaissent.

A l'inverse de ce qui précède, toute émotion,
toute fatigue nerveuse exaspèrent considérablement les mouvements des tiqueurs. Il en est ainsi
dans la colère, à la suite d'un effort intellectuel
prolongé. Certains enfants tiqueurs, quand ils se
sentent observés, se contiennent par un effort passager de la volonté, mais regagnent presque aus-

sitôt le temps perdu par une exagération momentanée de leur mimique habituelle dès qu'ils
peuvent se soustraire à l'attention de l'observateur. L'épuisement nerveux qui résulte des efforts
soutenus et le trouble de la conscience qui accompagne toute émotion vive apportent de nouveaux
éléments de perturbation dans l'équilibre nerveux
instable du tiqueur.

* *

« Posons pour maxime incontestable que les
premiers mouvements de la nature sont toujours
droits ; il n'y a point de perversité originelle dans
le cœur humain. Il ne s'y trouve pas un seul vice
dont on ne puisse dire comment et par où il y est
entré. » On reconnaît, dans cet axiome péremp-
toire, l'opinion de Jean-Jacques Rousseau sur l'excellence native de l'homme qui ne se pervertit
qu'au contact de la civilisation. Plus d'un moraliste de nos jours adopte encore ces vues théori-
ques sans tenir compte de l'expérience, qui leur
donne de si fréquents démentis.

Voulant nier les tendances innées à la moralité,
Renouvier soutient que l'observation de l'enfance
démontre que l'hérédité ne fournit à l'homme
naissant aucune détermination fixe des actes bons
ou mauvais. L'illusion de ce philosophe provient
de ce qu'il ne tient aucun compte des lois de l'é-
volution qui font de l'enfant un échantillon de l'humanité primitive qui, dans son développement
ultérieur, parcourra toutes les étapes qui ont con-

duit cette dernière dans la voie du progrès intellectuel et moral. La moralité, acquisition tardive, n'apparaît pas d'abord chez l'enfant, mais elle existe en puissance chez celui qui est bien né et se manifestera peu à peu à la façon d'une force naturelle et irrésistible, si bien qu'on a pu dire que la grandeur d'un caractère peut se mesurer à la force inconsciente de sa moralité [1].

Les enfants manifestent d'abord tous les instincts des primitifs, ce qui explique, sans d'ailleurs la justifier, la célèbre boutade de La Bruyère : « Les enfants sont hautains, dédaigneux, colères, envieux, curieux, intéressés, paresseux, volages, timides, intempérants, menteurs, dissimulés ; ils rient et pleurent facilement ; ils ont des joies immodérées et des afflictions amères sur de très petits sujets ; ils ne veulent point souffrir de mal et aiment à en faire ; ils sont déjà des hommes. »

Ils sont des hommes, en effet, mais des hommes incomplets. Ils ne peuvent pas encore mettre en œuvre le frein moral qu'à force de discipline l'homme s'est peu à peu imposé, qui n'existe que lorsque la raison s'est complètement développée et dont la puissance est, selon les sujets, très inégale. Le célibataire chagrin qu'était La Bruyère n'était pas bien placé pour parler des enfants. C'était peut-être ainsi, au surplus, qu'étaient les jeunes princes de la maison de Condé ou de la cour de France qui ont sans doute servi à sa documen-

---

1. G. Lebon. *Psychologie de l'Éducation*, Paris (Bibliothèque de Philosophie scientifique).

tation. Rappelez-vous ce que dit Saint-Simon du caractère du duc de Bourgogne, ou ce qu'écrit M⁰ᵉ de Ventadour, gouvernante du jeune Louis XV, à M⁰ᵉ de Maintenon sur le caractère de son indéchiffrable, impénétrable, indéfinissable pupille : dès six ans, il a des *vapeurs*. Il est triste ; il a des curiosités malsaines. Il est cruel, taquin, malicieux, volontaire, opiniâtre. Il aime à voir souffrir les animaux. Au Dauphin, son fils, d'Argenson consacre les lignes suivantes : « M. le Dauphin est d'une violence épouvantable et, loin de s'en corriger, cela augmente, quoiqu'il ait dix ans et demi. Il frappe ceux qui l'entourent ; il a donné l'autre jour un grand soufflet à l'évêque de Mirepoix, son précepteur, pour l'avoir contredit. Il a eu ci-devant quelques emportements de cette espèce avec M. le chevalier de Créqui, qui l'a obligé à lui faire satisfaction. M. le Dauphin a un air de vivacité et de déraison qui menace le monde de quelque chose de dangereux [1]. »

Tels devaient être les enfants de qualité qui servirent de modèle à La Bruyère. Issus pour la plupart de familles où dominaient les tendances nerveuses de mauvais aloi, soumis à une éducation qui favorisait leurs instincts pervers au lieu de les réprimer, c'étaient des *produits sociologiques* au même titre que les jeunes criminels de nos jours qui n'ont eu d'autre éducation que les exemples du vice et les suggestions de la rue pour com-

---

1. *Journal et Mémoires du marquis d'Argenson* (Collection de la Société de l'Histoire de France).

battre les impulsions instinctives dangereuses qu'ils ont héritées de l'alcoolisme paternel.

L'homme moral est un composé d'éléments divers. Les uns proviennent de l'hérédité et de la race et sont l'héritage des générations passées ; ils composent le faisceau constitutionnel de dispositions bonnes ou mauvaises que chacun de nous apporte en naissant. Les autres sont le résultat de l'éducation, de l'exemple et du milieu. Du jeu simultané de ces tendances, les unes innées, les autres acquises, résulte le caractère de l'individu. L'éducation doit combattre les tendances anormales, les détruire s'il est possible, ou tout au moins les neutraliser. Elle réussit, en somme, à refréner et bientôt à faire disparaître chez la plupart des enfants tous ces penchants antisociaux dont les gratifie indistinctement le célèbre moraliste.

Il est certain, cependant, que quelques enfants nerveux conservent dans leur manière d'être des tendances morales particulières que n'arrive pas tout d'abord à neutraliser l'éducation la mieux entendue. Nous avons précédemment parlé de ceux que leur sensibilité exagérée, leur timidité, leur pusillanimité livre sans défense à toutes les agressions de l'émotion et de la peur. Chez certains, l'irritabilité, la colère et la violence ont quelque chose d'incoercible et de paroxystique. Dans ses accès de colère, Alfred de Musset enfant brisait tout autour de lui et serait tombé en convulsions si le calme et l'indifférence affectés de son entourage n'eussent, par l'étonnement où ils le plongeaient, fait tomber sa fureur. Dès l'âge de cinq ans, Lord Byron avait des rages silencieuses pendant lesquelles il se livrait à des violences à froid, comme de déchirer du haut en bas la jupe de sa gouvernante et, dans une attitude agressive, de défier la colère de quiconque eût osé le corriger.

Certains enfants sont dénués de toute moralité naturelle et manifestent une propension instinctive à faire le mal. La cruauté, selon certains éducateurs, ne serait chez l'enfant qu'une affaire d'ignorance, de besoin d'action et surtout de curiosité ; il ferait souffrir les animaux comme il éventre ses poupées. Nous ne pouvons souscrire à cette opinion, qui ne nous fournit, au surplus, aucun commencement d'explication de ce fait digne de remarque que certains enfants cessent d'être cruels du jour où ils ont appris ce que c'est que la souffrance, tandis que d'autres s'y obstinent avec une sorte de plaisir malsain. En réalité, la cruauté est bien plutôt un legs des époques où la mentalité de l'homme ne se distinguait pas encore, au point de vue moral, de celle des bêtes sauvages. C'est une survivance de l'instinct qui les poussait à déchiqueter une proie ou à supprimer un rival pour la possession d'une compagne. La persistance de l'instinct de cruauté, chez l'enfant, est donc l'indice d'un retard ou d'un arrêt dans le développement des sentiments éthiques. Plus ou moins refoulé par l'effort de l'éducation, on le voit reparaître de loin en loin en fonction de quelque autre mouvement instinctif ou passionnel, comme la colère, la haine, la jalousie ou la vengeance.

Ainsi s'expliquent ces meurtres stupéfiants que les journaux enregistrent de temps en temps au passif des enfants du plus jeune âge.

C'est un enfant de cinq ans qui, en haine de son frère plus jeune que lui de deux ans, tente de le mutiler ; qui, l'année suivante, cherche à lui enfoncer un clou dans la tête; qui, deux ans plus tard, lui ouvre le ventre d'un coup de rasoir. C'est un garçon de dix ans qui, pour se venger d'une petite fille qui avait frappé sa sœur, la fait entrer dans un coffre, sous un prétexte quelconque, et l'y tient enfermée jusqu'à ce que mort s'ensuive.

Tous ces actes se ressemblent ; il est inutile d'en multiplier les exemples. Les filles en comptent à leur passif aussi bien que les garçons. Ce qui les caractérise, c'est l'insensibilité de leurs auteurs et la puérilité des mobiles auxquels ils ont obéi.

Les enfants voleurs appartiennent à la même famille. Dénués de ce ressort inhibiteur qui fait que l'enfant bien élevé résiste victorieusement à la tentation de s'emparer de ce qui tente sa convoitise, ils cèdent instantanément à l'impulsion qui les pousse et ne prennent réellement conscience de la faute qu'après qu'elle a été commise et que l'heure de la responsabilité est arrivée.

Ces enfants sont de véritables anormaux. Dès l'heure où s'éveille l'intelligence, ils ont été différents des autres. Leur développement physique a subi des arrêts, des perturbations. Alors que leur intelligence peut sembler égale à celle des enfants

du même âge, leurs facultés morales sont plus ou
moins oblitérées ou déformées. Si on voulait tra-
cer une silhouette des principaux traits qu'offre
à l'observation cette catégorie d'enfants, voici
quels en seraient les principaux linéaments.

Les garçons sont vaniteux, les filles coquettes;
rien ne les comble plus d'aise que les approbations
qu'ils recherchent avec avidité. Gonflés d'estime
pour eux-mêmes, ils ne supportent aucune contra-
diction. Ils sont susceptibles, boudeurs, d'humeur
désagréable, agressive et méchante. La notion du
juste et de l'injuste leur est étrangère. Pleins d'un
révoltant égoïsme, ils n'ont qu'indifférence pour
autrui, même pour leurs parents les plus proches.
Ils sont enclins à l'animosité, à la haine, à la
cruauté. Insouciants, instables et mobiles, ils n'en
sont pas moins portés à l'obstination et à un entêtement le plus souvent invincible. Leur caractère
irrésolu et pusillanime les rend incapables de
lutter contre les entraînements du mal. N'oublions
pas la paresse et le mensonge parmi les attributs
les plus constants de leur nature morale.

Si nous poussons un peu cette esquisse som-
maire, si nous y ajoutons les instincts de ruse, de
dissimulation, de destruction, de vol, de sexualité précoce, nous aurons presque complètement
tracé le portrait de l'enfant dénué de toute tendance morale innée, du véritable infirme moral.

Tous les degrés peuvent s'observer dans l'amalgame de ces caractères. Chaque enfant plus ou
moins disgracié de la nature au point de vue de
la sensibilité affective et des instincts moraux, pré-

sente une physionomie particulière. L'éducation aura d'autant plus de prise sur les tendances incorrectes qu'elles seront réunies en moins grand nombre chez le même sujet.

Le déséquilibre des facultés morales n'est pas absolument et toujours un fait d'origine congénitale. Quand chez un enfant jusqu'alors normal survient une modification inexpliquée de l'humeur et du caractère, il faut songer à la maladie. Tantôt il s'agit d'une poussée de croissance, tantôt des prodromes de quelque affection constitutionnelle. Les modifications d'ordre moral surviennent parfois à la suite d'une maladie aiguë comme la rougeole ou la fièvre typhoïde. Les intoxications digestives, en particulier, permettent d'expliquer chez certains enfants les manifestations inopinées d'une véritable excitation cérébrale accompagnée de troubles du caractère, d'agitation musculaire et d'un désordre instinctif des actes. Saint Augustin enfant trichait au jeu ses camarades, mentait à ses maîtres, volait à la table de famille, à la cuisine et au cellier : mais il eut une enfance extrêmement délicate et, comme tant d'autres grands hommes, fut malade presque toute sa vie. On voit des enfants jusqu'alors intelligents, dociles, appliqués, en apparence pleins d'avenir, réalisant dans toute la force du terme ce que les pédagogues appellent le bon élève, changer peu à peu de caractère, devenir dissipés, indisciplinés, bizarres au point de se faire expulser du collège, et succomber quelques mois ou quelques semaines après à une méningite.

La paresse est parfois le seul signe positif d'une évolution morale incomplète. Elle est le lot de certaines natures molles et apathiques ou dont les aptitudes intellectuelles sont en opposition avec la discipline à laquelle elles sont soumises. Vienne l'heure plus ou moins tardive où leurs dispositions s'éveillent, ou bien sont dirigées dans la voie qui leur convient, et l'on assiste à une véritable transformation intellectuelle et morale. Mais il est des enfants qui, en dépit de tout, se montrent lents, passifs, sans volonté. Leur pensée est endormie, leurs sentiments frisent l'indifférence. Leur défaut d'attention, leur indolence, leur apathie ressemblent à de la torpeur. Bien que leur aspect extérieur ne trahisse pas toujours cette sorte d'engourdissement cérébral, ces jeunes sujets relèvent plus de la médecine que de la pédagogie. Il convient de pressentir chez eux quelque désordre organique ou quelque trouble des fonctions glandulaires. Certains paresseux sont de précoces sexuels qui s'épuisent par les excès; d'autres ont des troubles de l'audition qui leur rendent promptement impossible l'effort de l'attention; d'autres sont des intoxiqués par insuffisance des fonctions digestives ou par défaut des sécrétions internes. On sait en effet maintenant que certains organes de l'économie, dont hier encore l'utilité était complètement méconnue, jouent un rôle important dans la chimie de la nutrition et que leur insuffisance fonctionnelle est nuisible au bon équilibre du système nerveux.

Chez tous ces jeunes tributaires de la médecine

il ne faut pas désespérer de l'avenir. Un traitement rationnel et suffisamment prolongé, en ré-
tablissant l'activité des fonctions cérébrales, per-
mettra aux méthodes de pédagogie et d'éducation.
morale d'intervenir avec efficacité.

IV

La Puberté

La puberté est cette période de la vie qui est
comprise entre l'enfance et l'âge adulte. Elle se
caractérise par une différenciation de plus en plus
complète des deux sexes et l'apparition de nouvelles fonctions organiques. La sphère intellectuelle et morale ne reste pas étrangère à ces grands
changements d'ordre physique : la sensibilité s'é-
panouit, le caractère se forme et la personnalité
s'accuse. Le domaine des sentiments s'étend d'une
façon considérable ; de nouvelles représentations,

de nouvelles images surgissent qui engendrent des états d'âme nouveaux. Un besoin très vif d'action qu'accompagne l'irréflexion, l'impatience de tout contrôle et quelquefois l'impulsivité, se fait sentir. Les passions, l'amour, la pitié, la vanité, l'orgueil, la jalousie, font leur apparition.

Le cerveau, qui subit lui-même une forte poussée de croissance, acquiert momentanément une vulnérabilité particulière ; les troubles nombreux de la santé favorisés par le branle-bas dont l'organisme est le siège viennent encore augmenter l'opportunité morbide des centres nerveux. C'est pourquoi, tandis que, dans l'ordre habituel des choses, la transformation pubère s'opère progressivement et sans secousses, elle se signale trop souvent chez les nerveux par des arrêts, des perturbations, des ruptures d'équilibre plus ou moins graves.

On peut diviser en trois périodes le temps que met à s'achever cet épanouissement de l'enfant dans le jeune homme ou la jeune fille.

Dans la première, la nature se prépare par une sorte de recueillement à l'œuvre qui va s'accomplir. Elle semble économiser ses forces afin d'en disposer plus pleinement au moment voulu. Pendant que la croissance du corps s'arrête, elle dirige tout son effort vers le développement des organes internes et particulièrement du cerveau et de ses facultés.

Dans la seconde, le mouvement s'accélère ; la taille s'élève, le corps se développe ; les capacités vitales, la force physique s'accroissent rapidement.

Les organes spéciaux, nouvellement appelés à jouer un rôle dans le concert des fonctions de l'économie, entrent en activité. Pendant deux ou trois ans, la vie bouillonne et le creuset déborde.

La troisième est une période de perfectionnement. On lui donne le nom d'adolescence. Elle n'a pas de limites précises. Elle est plus ou moins précoce, plus ou moins tardive, suivant les races, les climats, les classes sociales et les individus. C'est alors que, chez le jeune homme, le corps s'achève : la charpente osseuse accentue ses angles, les saillies musculaires se dessinent ; les attributs secondaires de la virilité complètent leur floraison. Chez la jeune fille, la gracilité du corps fait place à des formes plus pleines et à des contours plus arrondis ; le galbe harmonieux de la femme s'épanouit dans l'enfant. La vie psychique s'ouvre à des sensibilités plus vives, toutes pénétrées de troubles, d'aspirations vagues, de désirs infinis.

Nous nous bornerons, pour l'instant, à l'observation de ces deux premières phases de l'évolution pubère.

*
* *

Un des troubles les plus graves qui surviennent chez l'enfant arrivé à l'âge où s'annonce la puberté, est l'arrêt de cette évolution, la persistance, au delà des limites habituelles, des caractères physiques et mentaux de l'état infantile. Cette période de recueillement de l'organisme que nous avons signalée comme étant la préface du

beau livre de la jeunesse n'est suivie que de
pages blanches. Le jaillissement de la croissance
ne se produit pas ; ou bien la taille s'élève mais
les formes restent grêles, les caractères de la
sexualité demeurent dans la coulisse et les enfants
des deux sexes conservent, dans la tournure de
l'esprit, quelque chose d'enfantin qui les fait se
complaire indéfiniment à des occupations et à des
amusements qui ne sont plus de leur âge.

Les garçons restent chétifs et malingres ; quelques-uns conservent indéfiniment les formes
arrondies de l'enfance. Les filles sont parfois souf-
freteuses, anémiques, en proie à de continuels
malaises. Dans les deux sexes la nutrition se fait
mal, les combustions qui, chez le jeune homme,
devraient être augmentées, sont ralenties ; les
fonctions respiratoires sont insuffisantes et il
existe souvent des troubles digestifs.

Ces arrêts de l'évolution pubère sont extrêmement fréquents à des degrés divers, surtout chez
les filles. Combien en voyons-nous qui, malgré
leurs dix-huit ou dix-neuf ans, rappellent exactement, non seulement par leur aspect, mais encore par leurs dispositions mentales, les jeunes
filles de onze ou douze ans ! Cet état peut persister de longues années. Un sujet du Dr Meige, à
trente ans, avait encore toutes les apparences
extérieures d'une fillette de douze ans. Il n'y a
pas de médecin qui n'ait observé des cas analogues.

Cet état d'indigence vitale ouvre la porte aux
grandes névroses, la chorée, la neurasthénie, le

mal comitial, les affections mentales, et à une foule de troubles d'une gravité moindre sur lesquels nous allons insister.

Tout d'abord c'est une disposition extrêmement fréquente aux spasmes, aux crises de nerfs, aux attaques convulsives. Ces accidents nerveux, le plus souvent bénins, surviennent sans cause apparente; d'autres fois ils succèdent à quelque trouble de l'émotivité : contrariété, peur, violente colère. Contrairement à ce qu'on observe à un âge plus avancé, ils se manifestent sous les formes les plus bizarres, les moins régulières. « Mme de Coligny, en son enfance, raconte un vieil auteur, avait une maladie la plus étrange du monde ; elle gravissait, quand son mal lui prenait, le long d'une tapisserie, comme un chat, et faisait des choses si extraordinaires qu'on ne savait qu'en croire. La maréchale croyait que c'était un sort, et sa fille, quand elle fut guérie, a dit qu'une femme de Châtillon, en colère de ce qu'on ne voulait pas qu'elle allât librement dans le parc, lui avait donné un sort et qu'il lui avait semblé qu'elle avalait un boulet de feu [1]. »

La futilité de la cause à laquelle Mme de Coligny attribuait ses troubles nerveux est bien caractéristique ; la bizarrerie, l'incohérence et la bénignité de ceux-ci ne le sont pas moins. J'ai

---

1. Tallemant des Réaulx. *Historiettes.*

connu un jeune garçon qui, bien qu'âgé de
seize ans, n'en avait guère plus de dix pour la
taille et le développement physique : il tombait
dans des crises singulières, mélange de spasmes
et de catalepsie, puis d'agitation pendant laquelle
il courait, dansait, imitait les cris d'animaux,
grimpait jusque sur le toit de la maison paternelle. Cet appareil impressionnant de symptômes
disparut quand l'enfant se mit à grandir et que
les signes de la puberté se décidèrent enfin à
faire leur apparition.

Quelquefois la crise consiste en une sorte de
délire sans spasmes ni convulsions. Une fillette
de douze ans change depuis quelque temps de
caractère ; elle devient entêtée, acariâtre et n'obéit
plus à sa mère. Bien qu'elle ait fort grandi, elle
est restée très enfant sous tous les autres rapports. Certain soir, à peine s'est-elle endormie
qu'elle se réveille brusquement, se dresse sur son
séant, et se met à parler avec une loquacité extraordinaire, entrecoupant ses discours de rires
et d'espiègleries : elle tourne en ridicule les personnes de sa connaissance, se moque de leurs
travers, imite leurs tics, vante leurs qualités,
blâme leurs défauts, raconte par le menu ses
faits et gestes de la journée précédente. Il s'agit
d'un verbiage analogue à celui d'une personne
légèrement ivre, sans trace d'émotion forte ou
de passion violente ; c'est en un mot un délire
d'enfant. La crise dure au plus quelques heures,
puis l'enfant se rendort, et le lendemain il n'y
paraît plus.

Bien que sans gravité, ces accidents nerveux se répètent parfois pendant assez longtemps. Une excellente hygiène mentale ne suffit pas toujours à les faire disparaître ; le médecin doit intervenir et, par un traitement approprié, favoriser l'évolution physique qui se fait attendre et dont la mise en train sera le signal de la guérison.

Remarquez la succession des phénomènes : c'est par l'altération de l'humeur et du caractère que le mal débute ; preuve nouvelle de cette influence capitale de la souffrance des organes sur l'état de la sensibilité morale, influence que nous retrouvons à chacune des étapes de la vie de l'enfant, de l'adolescent et de la jeune fille. Ce n'est pas sans raison qu'il y a un siècle et demi, Diderot, qui cependant n'était pas médecin, écrivait à l'un de ses amis : « On est bien malade quand on perd son caractère ; on se porte mieux quand on le reprend. »

Mais nos jeunes attardés sont souvent des émotifs : ils sont craintifs, pusillanimes, très accessibles à la peur. Ont-ils éprouvé quelque grande frayeur, l'émotion semble d'abord se dissiper sans suites fâcheuses, mais elle a laissé dans l'esprit de l'enfant une impression durable qui couve à son insu et qui fait explosion au moment où l'on ne s'y attend pas. Un jeune garçon, en jouant avec des camarades, reçoit sur la poitrine une balle élastique qui ne lui fait pas de mal : cependant, quelques jours après, une véritable névrose trau-

matique se développe et se traduit par une hyper-
esthésie énorme de toute la partie antérieure des
téguments avec spasmes et tendances aux convulsions. Un autre, rentrant seul de l'école le soir,
traverse un chemin désert et sombre où il fait la
rencontre d'un cheval égaré, d'ailleurs inoffensif :
quelques jours après, il tombe en crises de nerfs
au moment où l'on vient d'éteindre la lumière
dans sa chambre.

Chez trois garçons de quatorze à seize ans, j'ai
vu la crainte de la mort provoquer des accidents
nerveux dans des conditions très différentes. Le
premier, pensionnaire dans un collège, ayant été
pris de diphtérie, fut isolé dans une chambre où,
quelque temps auparavant, était mort un de ses
camarades. Bien qu'un surveillant couchât auprès
de lui, le souvenir de cette mort l'impressionna.
Sa maladie suivit son cours et guérit. Mais alors
apparaissent des accidents bizarres : il est pris
de contractions douloureuses à la gorge et à l'estomac ; il ne peut plus avaler, ni, par conséquent,
se nourrir, chaque tentative de déglutition d'aliments provoquant un spasme invincible du pha-
rynx et de l'œsophage.

Mêmes troubles nerveux chez un garçon qui
avait assisté à la mise en bière d'un mort, le premier qu'il eût vu de sa vie. Le troisième avait été
conduit à l'hôpital pour y être traité d'une fièvre
typhoïde. Pendant sa convalescence, il apprit
qu'un autre malade avait succombé dans le cabinet voisin de celui où il était. Quelque temps
après avoir réintégré le domicile paternel, un

soir qu'il était au milieu de ses frères et sœurs, il se met soudain à pousser une plainte, ouvre de grands yeux hagards et vides, s'étreint la poitrine d'une main crispée, et, dans cette attitude de profonde terreur, pousse des gémissements en appelant son père à son secours. Au bout de quelques secondes, tout est fini et l'enfant revient à lui sans se rendre compte de la scène d'épouvante qu'il vient de mimer. A partir de ce moment cette crise se reproduisit chaque soir pendant plusieurs semaines et ne céda enfin qu'après un traitement à la fois médical et psychothérapique.

Tantôt, comme on vient de le voir, c'est une impression brusque ou subite, tantôt c'est une émotion lente et progressive qui est le point de départ de ces accidents nerveux dus à la peur. Malgré la diversité des réactions, il s'agit, dans ces conjonctures diverses, d'un même état passager de désorganisation mentale accompagné de phénomènes moteurs différents; une sorte d'éclipse de la conscience en face d'un souvenir terrifiant qui tend à se réaliser. Quelque impressionnant que soit le spectacle de ces crises, elles n'ont cependant pas de gravité foncière et, bien qu'elles aient tendance à se répéter plus ou moins, elles finissent par disparaître. Une hygiène morale bien comprise, au besoin un isolement momentané de l'enfant en hâtent la disparition.

Il se dégage de ces exemples une impérieuse leçon qui est de ménager l'impressionnabilité de ces jeunes sujets et d'en surveiller de très près les manifestations. Il s'agit bien moins de leur éviter les émotions fortes que de les y préparer en obtenant qu'ils se familiarisent graduellement avec l'idée de la souffrance et le spectacle des choses pénibles et douloureuses de la vie.

L'instant où l'organisme s'évertue au premier effort de la nubilité chez les filles est souvent l'occasion d'explosions nerveuses précédées, selon la règle précédemment énoncée, de troubles du caractère, premiers signes d'une altération momentanée de la sensibilité morale.

A ce moment précis, la vue d'un incendie, la poursuite d'un chien, la peur de quelque contact répugnant, une émotion vive sont immédiatement suivis d'une attaque de nerfs à grand fracas. C'est une jeune fille qui, pendant un sermon sur l'enfer qui l'impressionne outre mesure, est prise de convulsions dans l'église. C'en est une autre qui, étudiant une leçon sur les éruptions du Vésuve, tombe en crise à l'évocation du spectacle terrifiant de Pompéï et d'Herculanum ensevelies sous les cendres.

Ces accidents nerveux, quoique de même nature que ceux que nous avons décrits chez les garçons, en diffèrent en ce qu'ils sont immédiats et n'ont pas besoin pour se produire de ce travail souterrain et inconscient que subit chez les seconds l'impression initiale. Chez les filles, les tendances convulsives sont beaucoup plus développées ; cependant chez quelques-unes, entre la cause et ses effets, prend place un intervalle de plusieurs jours, comme chez les garçons. A cette

époque de la vie, d'ailleurs, les accidents nerveux
de forme convulsive ou délirante ont à peu près
une égale fréquence dans les deux sexes.

.♦.

C'est encore à ce moment que se font jour certains phénomènes mentaux anormaux connus sous
le nom d'états obsédants, d'idées fixes et de craintes morbides. Ils sont étroitement en rapport chez
les filles, avec la fonction propre à leur sexe, dont
le retard ou l'établissement difficile est l'occasion
d'une excitabilité particulière de la sensibilité
morale. Dans la suite, le retour périodique de la
fonction sera le signe d'une nouvelle apparition
ou de la recrudescence du phénomène. Les garçons n'en sont pas exempts, bien que l'origine n'en
soit pas aussi nettement décelable.

Presque toujours quelque émotion en est la
cause occasionnelle : frayeur, impression forte
produite sur l'esprit par un fait sensationnel, une
catastrophe, un crime. Parfois, cependant, l'émotion initiale se produit spontanément et fait soudain irruption dans l'esprit sans autre cause apparente que l'émotivité diffuse dont les centres
nerveux sont à ce moment le siège. Une jeune fille,
sans y prendre garde, met une épingle entre ses
dents : soudain elle est prise de frayeur à l'idée
qu'elle pourrait l'avaler. Elle la retire, mais il est
trop tard, le choc est produit et la voilà anxieuse,
ne sachant déjà plus si elle l'a avalée ou non,
finissant par s'imaginer que l'épingle est réelle-

ment dans sa gorge ou dans son estomac et en ressentant la piqûre.

Un jeune homme de ma connaissance devint, à partir de sa quinzième année, le jouet d'une pusillanimité tellement insurmontable qu'il ne se couchait jamais sans fermer exactement la porte de sa chambre, sans regarder sous son lit, sans déposer sur sa table de nuit un couteau catalan et sans mettre un fusil chargé à portée de sa main. Il convenait que sa conduite était absurde, mais il ne pouvait dormir qu'à la condition d'être entouré de tout ce luxe de précautions inutiles.

Parfois il faut chercher dans le passé lointain de l'enfant le choc mental qui a créé la peur systématisée dont les effets se découvrent à l'occasion de la puberté. Un enfant de six ans éprouve une frayeur horrible à la vue d'un acteur déguisé en diable. Il se remet cependant peu à peu de son émotion et tout semble oublié lorsque, à l'époque de la puberté, l'émotion ancienne se réveille sous forme de peur de l'obscurité, de terreurs nocturnes, d'angoisse dans les endroits fermés, de sensation de vertige auprès des fenêtres et ainsi de suite.

L'exaltation du sentiment religieux, est encore l'occasion, pour certains sujets sensibles et scrupuleux, de perplexité et d'angoisses. Jean-Jacques Rousseau, qui, enfant, passa par ces tourments, en donne une curieuse et vivante description.

« La peur de l'enfer m'agitait encore souvent. Je me demandais : en quel état suis-je ? Toujours craintif et flottant dans cette cruelle incertitude,

j'avais recours pour en sortir, aux expédients les
plus risibles, et pour lesquels je ferais volontiers
enfermer un homme si je lui en voyais faire autant. Un jour, rêvant à ce triste sujet, je m'exerçais machinalement à lancer des pierres contre
les troncs d'arbres, et cela avec mon adresse ordinaire, c'est-à-dire sans presque en toucher aucun.
Tout au milieu de ce bel exercice je m'avisai de
m'en faire une espèce de pronostic pour calmer
mon inquiétude. Je me dis : je m'en vais jeter cette
pierre contre l'arbre qui est vis-à-vis de moi : si
je le touche, signe de salut ; si je le manque, signe
de damnation. Tout en disant ainsi, je jette une
pierre d'une main tremblante, et avec un horrible battement de cœur, mais si heureusement,
qu'elle va frapper au beau milieu de l'arbre ; ce
qui véritablement n'était pas difficile, car j'avais
eu soin de le choisir fort gros et fort près. Depuis
lors, je n'ai plus douté de mon salut [1]. »

Et il ajoute, ce qui complète heureusement son
observation et nous indique la marche ordinaire
de ce phénomène : « Ces troubles, ces alarmes
n'étaient pas un état permanent. Communément,
j'étais assez tranquille. » Chez la plupart, en effet,
ces états de doute ne sont pas durables. Ils se produisent dans les conditions que nous avons énu-
mérées et ne survivent pas à la cause qui les a fait
naître.

La fréquentation des sacrements est l'occasion,
pour certains enfants pieux et timorés, d'émotions

1. J.-J. Rousseau. *Confessions.*

fortes d'où naît la peur de commettre un sacrilège.
Ils sont obsédés par la crainte d'avoir omis quelque faute dans la confession ou d'avoir laissé tomber une parcelle de l'hostie. D'autres sont irrésistiblement poussés à creuser les mystères de la
religion et à se poser sur ce sujet des interroga-
tions à l'infini. D'autres encore sont obsédés par
les problèmes métaphysiques de l'origine du
monde et de la vie, de la mort et de l'Au-delà.

Celui-ci est en proie à un doute perpétuel. Il
n'est plus sûr de lui-même; il éprouve le besoin
de vérifier à plusieurs reprises la moindre de ses
actions. Il vit dans une hésitation constante, passe
son temps à délibérer, à se poser des points d'in-
terrogation.

Cet autre est impulsivement poussé à compter
les fenêtres des maisons ou les becs de gaz de la
rue, à répéter certains mots, à éviter de poser le
pied sur les interstices des pavés. Pour obtenir du
répit, quelques-uns sont amenés, comme Jean-Jacques Rousseau, à exécuter certains actes, à faire
certains gestes, à prononcer tout bas certaines paroles qui ont un pouvoir apaisant momentané.

Il y en a qui, préoccupés outre mesure des idées
de contagion et de dangers microbiens, se livrent
à des lavages perpétuels, prennent les précautions
les plus ridicules pour se préserver du contact de
certains animaux, de certains objets, de certaines
personnes, de certaines substances supposées dé-
létères ou contaminées.

Ces idées, ces craintes, après avoir surgi dans
l'esprit, s'y maintiennent à demeure, quelle que

soit leur absurdité, et s'imposent en dépit de l'é-
vidence et des efforts que fait la conscience pour
les rejeter hors de son domaine.

Ces phénomènes psychologiques anormaux se
montrent rarement à l'état isolé. Il est plus ordinaire de les voir s'associer ou se succéder chez le
même individu comme dans le cas suivant que je
crois intéressant de relater ici à titre d'exemple.
Il s'agit d'un jeune homme qui, jusqu'à douze ans,
avait joui d'une mentalité normale. Arrivé à cet
âge, il contracta, sous l'influence de mauvais exemples, des habitudes vicieuses qui ébranlèrent son
système nerveux et furent le point de départ d'obsessions très pénibles. Ce furent d'abord des idées
de doute ; la moindre circonstance, et la plus banale, était le prétexte d'un état anxieux dont il ne
se libérait que par l'exécution d'actes bizarres :
rencontrait-il sur le chemin un caillou sorti de la
chaussée, il fallait qu'il revînt sur ses pas, fût-il
à un kilomètre, pour le remettre en place. Il lui
était impossible de se promener dans la campagne
sans s'assurer que toutes les barrières qu'il ren-
contrait étaient solides et bien fermées. Il fallait
qu'il enfonçât à coups de marteau tous les clous
ou toutes les chevilles des meubles et des tables,
sans quoi la crainte où il était qu'ils ne fussent
pas solides, lui eût été insupportable ; et à force
de les consolider, il les détériorait jusqu'à les détruire. Il jetait tout ce qu'il avait en double ; il
déchirait tout ce qui n'était pas solide ; il fallait
qu'il rangeât irrésistiblement tout ce qui n'était
pas en ordre. Si ses souliers étaient un peu usés,

cela lui causait des angoisses dont il ne sortait qu'après avoir porté les chaussures chez le cordonnier. Quand il apercevait un cheval maigre à l'écurie de son père, il fallait aussitôt qu'il s'assurât qu'il y en avait d'autres en meilleur état auprès de lui, sinon il éprouvait un malaise extrême. Il y avait autour de l'église de son pays des cercueils de pierre devant lesquels il ne passait qu'en courant parce que la vue de ces objets funèbres suscitait en lui un chaos d'idées interrogatives sur la mort, sur Dieu, sur le Paradis, l'Enfer et la vie future. Peu à peu, avec les années, ses obsessions prirent une tournure exclusivement religieuse, érotique et enfin obscène dont la description ne saurait trouver place que dans un livre exclusivement médical.

Les obsessions d'ordre sexuel ne sont pas très rares en effet chez les jeunes pubères, même avant toute manifestation de l'activité des organes spéciaux. On les rencontre aussi bien chez les filles que chez les garçons. J'ai été à même d'observer récemment une fillette de douze ans dont les obsessions portaient exclusivement sur des idées obscènes, ce dont on serait porté à s'étonner si l'on ne se rappelait ce que nous avons dit précédemment de la précocité de l'instinct sexuel chez beaucoup d'enfants nerveux.

Tous ces états obsédants se ressemblent par une sorte d'affaiblissement de l'attention et de la volonté, par « l'abaissement de la tension psychologique », selon l'heureuse expression de M. Pierre Janet, conséquence de la fatigue générale de l'or-

ganisme. Ils n'ont, dans la plupart des cas, rien
de grave et disparaissent peu à peu avec la cause
qui les a fait naître. Ils n'en procèdent pas moins
d'une organisation mentale particulière et, chez
un petit nombre de sujets plus particulièrement
prédisposés, peuvent aboutir à un état durable
franchement morbide.

.
. .

Dès le stade préparatoire de la puberté, certains enfants cessent de pouvoir poursuivre le
cours de leurs études. La moindre application,
le plus petit effort intellectuel réveille des douleurs de tête dont la persistance inquiète d'autant
plus que l'enfant entre dans l'âge des premières
manifestations des névroses majeures toujours à
redouter. Ces maux de tête ne ressemblent à rien
d'autre ; ils ne sont liés à aucun signe extérieur
appréciable ; ils échappent aux procédés ordinaires de diagnostic. On n'a, pour en mesurer
l'importance et en apprécier la réalité, que les
affirmations de l'enfant lui-même. Parfois ils
marchent de pair avec des changements dans
l'humeur et le caractère. Le sommeil devient mauvais, le moral s'affecte, l'enfant se décourage et
penche vers l'hypocondrie. Certains deviennent
tristes, irascibles, entrent sans motifs plausibles
dans de violentes colères et vont jusqu'à l'attaque
de nerfs.

Ces douleurs de tête commencent vers la dou-
zième année. Chez quelques-uns, elles prennent

une allure chronique et ne disparaissent que vers la dix-huitième. Elles affectent un mode inter-mittent ; elles cessent parfois pendant des se-maines pour revenir plus tard. Elles coïncident assez exactement avec les périodes scolaires et se suspendent pendant les vacances. Sous le bénéfice de ces remarques, on peut dire que leur marche est lente, uniforme, et résiste à toutes les inter-ventions d'ordre médical. Devant l'impossibilité de poursuivre leurs études, quelques-uns de ces jeunes céphalalgiques doivent les suspendre dé-finitivement.

Il y a quelque chose d'un peu mystérieux dans cette sorte de petite névrose. Sa réalité ne fait pas de doute, mais il est plus facile de dire ce qu'elle n'est pas que ce qu'elle est en réalité. Un élément psychique se mêle très probablement à l'élément douloureux : de la paresse cérébrale, sans doute, et une certaine part de préoccupation émotive qui contribue au retour, redouté en même temps qu'anxieusement attendu, du phénomène.

Nous avons dit que les ressources de la théra-peutique se montraient impuissantes. Que faire donc, en présence de cet accident singulier ? Ins-tituer une bonne hygiène physique et morale ; s'adresser, au besoin, aux ressources de la psy-chothérapie ; se résigner et attendre.

*
* *

Le phénomène que nous venons de décrire semble presque exclusivement l'apanage du sexe

masculin et ne se rencontre guère que chez les
jeunes gens des classes élevées de la société. Il
n'a rien de commun avec ce qu'on est convenu
d'appeler le surmenage scolaire, expression dans
laquelle on fait entrer une foule de troubles nerveux qui n'ont rien de particulièrement scolaire
ni de spécialement occasionné par l'excès de travail intellectuel. Je veux bien croire que les programmes actuels d'instruction sont absurdes et
ne sont bons qu'à faire des ignorants, mais non
pas qu'ils soient susceptibles de faire des détraqués et des malades. Ce n'est guère avant la fin
de l'évolution pubère que les jeunes gens sont
capables de l'effort qui mène à la fatigue. Il y
faut une puissance de volonté et l'aiguillon de
passions qui manquent aux sujets plus jeunes.
Contre l'excès des besognes imposées, l'enfant
oppose une force d'inertie qu'entame à peine une
forte dose d'amour-propre et le stimulant de
l'émulation. Des expériences de certains physiologistes, on peut tirer cette conséquence que les
jeunes gens semblent avoir à leur disposition une
quantité d'énergie cérébrale qu'ils peuvent utiliser tout entière, mais qu'ils ne sauraient dé-
passer.

D'ailleurs, ne se surmène pas qui veut. Le travail intellectuel n'est pas nuisible en lui-même.
On ne voit point de surmenés parmi les philosophes, les hommes de laboratoire, les véritables
savants, dont la vie est austère comme les études. On n'en rencontre guère que parmi les hommes qui, à des occupations intellectuelles absor-

bantes, au soin des affaires et des responsabilités, ajoutent l'appoint des plaisirs, des dissipations mondaines et des excès.

Le surmenage, chez les jeunes gens, n'est pas tant le fait du travail intellectuel que de la déséquilibration originelle du système nerveux et de conditions accessoires d'un ordre tout à fait différent. Chez les sujets des deux sexes qui poursuivent la conquête des brevets et des grades, la demi-claustration, le manque d'exercice et d'hygiène, la crainte de ne pas réussir au cours d'épreuves dont doit dépendre la vie entière entrent en ligne de compte pour une part importante. Chez ceux qui, avec les études intensives qu'exige la préparation des écoles et des diplômes font marcher de pair les plaisirs, les veilles, les fêtes, l'abus des exercices physiques et parfois certains excès précoces, c'est à ces dernières circonstances qu'il faut attribuer le rôle principal.

On ne saurait nier, cependant, qu'il n'y ait entre les nerveux une grande inégalité au point de vue de la puissance de travail. Nombreux sont ceux qui, quoique bien doués au point de vue intellectuel, s'épuisent vite et ne peuvent fournir qu'un effort intermittent et de peu de durée. Aussi serait-il prudent de tenir ceux-ci éloignés des carrières qui exigent une préparation longue et des efforts intensifs. Sous sa forme exagérée, il y a, au fond, quelque vérité dans ce passage d'un neurologiste contemporain : « Que de détraqués les nouveaux programmes d'enseignement

engendrent, surtout quand les parents font incessamment reluire devant l'imagination de l'enfant
des horizons d'ascension sociale indéfinie qui
s'évanouissent devant le jeune homme devenu un
déclassé et un névropathe. »

Les troubles de la santé, inséparables chez certains enfants d'une croissance trop rapide, préparent l'éclosion des désordres nerveux plus
sûrement que l'épuisement qui peut être la conséquence d'un travail intellectuel exagéré. Voici
un garçon de quinze ans, intelligent et appliqué,
qui vient d'avoir la fièvre typhoïde. Sa convalescence est l'objet des soins les plus attentifs. Ce
n'est que six mois après la guérison qu'on lui fait
reprendre ses études. Mais, dans cet intervalle,
il a grandi démesurément ; sa résistance a fléchi ;
il ne se sent plus aussi capable d'attention que
par le passé. Son aptitude au travail n'est plus
aussi vive. Certaines matières pour lesquelles il
avait des dispositions lui répugnent. Il s'inquiète
d'abord, puis se tourmente. Bientôt il n'est plus
maître de ses nerfs ; à peine a-t-il ouvert un livre
qu'il se trouble, tressaille, a des pâleurs subites
et, pris d'une angoisse soudaine, est obligé de
sortir du local scolaire pour retrouver le calme
et l'apaisement.

Cet enfant était pris de scrupules à propos
des sentiments d'aversion qu'il constatait en lui
pour certaines matières de l'enseignement qui,
avant sa maladie, ne lui inspiraient tout au plus
que de l'indifférence. Ce que la maladie a fait
dans son cas, le snobisme et les mœurs le font

plus sûrement encore. Il y a, à la vérité, certaines nécessités sociales qu'il est permis de déplorer mais contre lesquelles il serait vain de s'élever, comme, par exemple, d'imposer à tous les enfants des programmes d'instruction dont l'universalité ne tient aucun compte des aptitudes individuelles. Mais que dire des parents qui, sans consulter les goûts de leurs enfants, leur imposent des études spéciales pour lesquelles ils n'ont aucune disposition naturelle ! Les insouciants s'en tirent en apportant à ces obligations supplémentaires l'indifférence ennuyée qu'on accorde aux corvées inévitables ; les sensibles s'agacent, s'irritent, se désespèrent, et, les circonstances de temps et de santé aidant, finissent par verser en plein dans la névrose.

Certaine mère avait décidé que sa fille ferait de la musique et apprendrait à jouer d'un instrument. Les premiers essais ne furent pas heureux ; la musique répugnait à l'enfant qui demanda grâce sans autre résultat que d'irriter la vanité maternelle. Le temps s'écoula ; l'aversion de l'enfant s'accrut ; sa sensibilité s'exaspéra sous l'influence des modifications physiques qui s'opéraient en elle à ce moment ; si bien que, certain jour, à l'instant même où, sous l'œil du professeur, elle entamait un exercice, elle tomba à la renverse et eut une crise de nerfs qui terrifia l'entourage. Le médecin consulté fit suspendre la musique et conseilla les distractions. On installa donc la jeune fille dans une station balnéaire et on ne manqua pas de la conduire aux attractions

du Casino et en particulier à un concert auquel
devaient coopérer des artistes fameux. Cependant,
au premier coup d'archet de l'orchestre, l'enfant
tomba de nouveau en crise, au grand émoi de
l'assistance. Quelque temps après son retour au
domicile maternel, comme elle traversait le square
municipal, la musique militaire entama un pas
redoublé : une nouvelle et malencontreuse crise
allait se produire quand on l'entraîna rapidement
dans une maison où elle put se remettre. L'oreille
de cette fillette était devenue une *zone spasmo-
gène* ; il suffisait désormais d'un son musical
frappant son tympan pour lui infliger une attaque
de nerfs.

Les enfants de souche nerveuse sont cependant
ceux qui ont d'ordinaire le plus de dispositions
artistiques. C'est parmi eux que se recrutent les
artistes, les poètes, les hommes de lettres. Il est
à cette règle, comme on vient de le voir, de re-
doutables exceptions.

La puberté est l'âge où les passions commencent à exercer leur empire. Chez l'écolier, l'orgueil, la vanité, l'amour-propre, la jalousie ont
d'autant plus l'occasion de s'exercer qu'on s'efforce davantage de provoquer l'émulation par les
rangs, les places et les récompenses. Je ne veux
pas médire de l'émulation ; je la crois nécessaire
à certaines natures sensibles mais timides et hési-
tantes. Dans quelques âmes vaniteuses et jalouses,
l'excès d'amour-propre peut cependant faire des
ravages.

Un jeune garçon de onze ans, de souche ner-

veuse, intelligent, d'esprit vif, habituellement bien
portant, fut à la suite de quelques malaises d'o-
rigine biliaire, obligé de négliger ses études. Bientôt survint une poussée de croissance qui le fa-
tigua. A la rentrée des classes, il tomba des
premières places aux dernières et en fut vivement
affecté. Peu à peu on le vit devenir triste, languis-
sant, apathique ; il ne travaillait plus, s'endormait
sur ses devoirs, ne voulait plus se lever le matin.
En même temps son caractère s'était transformé ;
il était devenu rétif, irritable, bizarre et ne man-
geait plus que capricieusement et d'une façon irrégulière. Ces changements n'avaient cependant
rien de profond et d'irrémédiable, car, au milieu
d'enfants de son âge, il retrouvait sa gaîté et sa
bonne humeur, et partageait leurs jeux avec autant d'animation que s'il n'eût jamais été malade.

*
* *

Parmi les conséquences fâcheuses d'une évolution irrégulière de la puberté, les troubles de
l'humeur et du caractère tiennent une place importante. Nous avons vu, à propos des altérations
du caractère chez l'enfant, qu'elles provenaient
souvent de troubles de la santé et qu'une hygiène
bien entendue arrivait à les faire disparaître. C'est
là, nous l'avons déjà fait observer, une loi générale qui s'applique à tous les âges et à toutes les
circonstances de la vie.

Les antipathies naissent parfois sous l'influence

des causes les plus singulières. Un goutteux, à
chacun de ses accès, concevait une telle aversion
pour son fils qu'il lui refusait sa porte. Dès qu'il
consentait à l'accueillir de nouveau, on pouvait
y voir le signe d'une amélioration prochaine et
de la disparition de la douleur. J'ai connu un
jeune homme indifférent en religion qui, chaque
fois qu'il éprouvait certains symptômes congestifs
du côté du cerveau, avait un retour ardent de la
foi. Le D⁣ʳ Féré relate le cas d'une jeune femme
qui, pleine d'une tendre affection pour son père,
éprouva à son égard une répulsion invincible pendant toute la durée d'une grossesse. Fait digne de
remarque, le même phénomène se produisit chez
la jeune fille née de cette grossesse. On la vit
brusquement changer de caractère au moment de
la puberté. Du jour au lendemain, elle prit sa
mère en grippe ; elle ne pouvait supporter son
contact, et, quand elle en était menacée, elle réa-
gissait par des signes de répugnance ou par une
pâleur mortelle. Cette antipathie n'était pas per-
manente ; elle revenait périodiquement à certaine
époque du mois puis disparaissait au bout de quelques jours.

Chez deux jumelles aussi différentes que possible l'une de l'autre et n'ayant jamais présenté
de ces coïncidences d'ordre physique ou moral
si habituelles chez leurs pareilles, la puberté apparaît au même jour, à la même heure, et dès le
lendemain un singulier chassé-croisé s'opère : la
brune prend en aversion son frère qu'elle affec-
tionnait jusque-là, et sa froideur habituelle fait

place à des tendances expansives ; la blonde, qui détestait ce frère, n'éprouve plus que de l'indifférence à son égard et de gaie et expansive qu'elle était devient taciturne et apathique.

Ce qui donne à ces antipathies à la fois physiques et morales leur cachet spécial, c'est leur exagération, leur origine purement instinctive, tout à fait différente de ce qu'on observe chez les personnes normales, et leur subordination à un état physiologique particulier.

Ces altérations du caractère et de la personnalité, tantôt légères, quelquefois profondes, sont fréquentes chez la jeune fille comme chez la jeune femme à certaines époques périodiques. Leur première manifestation coïncide presque toujours avec l'apparition de la puberté. L'humeur de certaines jeunes filles devient violente, agressive. Elles entrent dans des emportements hors de proportion avec les motifs, souvent futiles, qui en sont l'occasion. Sans doute ces tendances étaient en germe dans le caractère de l'enfant, mais elles ne se développent pleinement qu'à cet instant critique. Elles sont plus fortes et plus irrésistibles chez celles dont l'éducation a été négligée ou mal dirigée.

A ces modifications du caractère se joignent de ces dépravations du goût et de l'appétit que nous avons signalées chez certains jeunes enfants pendant la croissance. Une directrice d'école normale de jeunes filles me disait un jour qu'elle n'en était plus à compter les élèves qu'elle avait vu manger du fusain, de la craie, de la cire à parquet, du papier, ou se ronger les ongles et la peau des doigts.

Ces changements inattendus n'ont pas échappé aux éducateurs attentifs. Les psychiatres ajoutent quelques traits au tableau et le complètent. Certains enfants des deux sexes deviennent acariâtres, changeants, portés à la malice et à la méchanceté. D'autres tombent dans une sorte de dépression, d'inertie, accompagnée d'un excès de timidité et d'un penchant singulier pour la solitude. Parfois il y a des périodes d'excitation qui s'intercalent entre les phases de dépression et que caractérisent une plus forte impulsion au travail, une activité plus grande de l'imagination et de l'esprit, des impressions plus vives, une sociabilité plus grande et plus accueillante vis-à-vis des étrangers, alors que, dans le milieu de la famille, l'humeur est souvent quinteuse, irritée, portée aux disputes et à la zizanie.

*
* *

Nous avons vu que, chez beaucoup de jeunes sujets, les tendances émotives se développent avec excès : un rien les fait pleurer ; à la moindre alerte ils sont secoués par la peur ; un reproche de leur maître les fait trembler ; ils versent avec facilité dans l'obsession et les craintes morbides. Nombreux sont les jeunes pubères timorés et pusillanimes que la crainte de la mort tient éveillés pendant de longues nuits. Une des tendances les plus remarquables de quelques-uns de ces en-

fants est un goût immodéré et presque irrésistible pour des lectures au-dessus de leur âge, les
ouvrages de science, les livres de médecine et
surtout les romans à sensation. Cet abus de lectures n'est pas sans faire quelques victimes et.
demande à être surveillé de très près.

Chez certains, les tendances neurasthéniques et
hypocondriaques se font jour de très bonne heure.
La lecture prématurée de livres médicaux et surtout les habitudes vicieuses contribuent, le plus
souvent, à leur éclosion. J'ai encore observé une
sorte de dépression stuporeuse avec ralentissement des fonctions organiques et mentales, bizarreries d'humeur, abstinence presque complète
d'aliments, se produire chez un jeune garçon qui,
arrivé à l'époque de la puberté, était victime de
sévérités absurdes et de mauvais traitements au
sein de sa famille.

Nous devons nous arrêter au seuil de l'aliénation mentale. Cependant nous ne pouvons nous
dispenser de signaler certains phénomènes psychiques plus ou moins graves qui se produisent à
l'occasion d'un arrêt de la croissance ou du retard
de la nubilité. C'est un ennui profond, un malaise général, de l'anxiété, des idées fixes, quelquefois des hallucinations de la vue et de courts
accès de délire transitoire qui s'accompagnent
d'une petite poussée fluxionnaire vers la face et
les centres nerveux.

Les impulsions au suicide, au meurtre, à l'incendie, impulsions conscientes, la plupart du
temps, peuvent se présenter par paroxysmes, à

intervalles, notamment à l'époque présumée de l'hémorragie périodique qui tarde à se produire. J'ai observé pendant plusieurs mois deux jeunes filles d'environ quinze ans qui avaient allumé plusieurs incendies, tous exactement dans les jours qui avaient précédé une date critique. Ces deux fillettes dont le système nerveux était profondément troublé et qui cependant revinrent à une parfaite santé, avaient en outre fréquemment des accès convulsifs et délirants très intenses, mais de courte durée.

Ces cas d'incendie en série sont fréquents dans les campagnes et ce sont souvent des fillettes qui en sont les auteurs. La plupart de ces enfants sont atteints de débilité mentale ou appartiennent aux diverses formes de l'imbécillité. Dans les cas dont nous venons de parler il s'agissait d'un ordre de faits tout différent. Les jeunes filles en proie à un état de souffrance générale particulière, aggravé de douleurs abdominales, de céphalée, d'étourdissements et d'insomnie, tombaient chaque mois dans une sorte de crise somnambulique pendant laquelle l'idée fixe s'imposait irrésistiblement à leur esprit désemparé.

On observe encore, chez quelques jeunes pubères, les impulsions obsédantes à l'homicide, au suicide et au vol. Un jeune garçon de quinze ans, pendant une période de dépression et de tristesse, était obsédé par l'idée de tuer son père. Après quelque temps de lutte intérieure, il l'abattit d'un coup de poing sur la tempe : l'impulsion était devenue irrésistible. Le suicide exécuté

par certains jeunes sujets des deux sexes étonne
d'autant plus qu'on n'y aperçoit aucun mobile.
Mais, comme j'ai pu le constater plusieurs fois,
ces malheureux enfants sont victimes d'une prédisposition latente et ne font que devancer leur
destinée. Une jeune fille se tue, un garçon se noie
volontairement : peu de temps après quelqu'un
de leurs parents succombait à la même impulsion
fatale ou à des troubles mentaux d'une autre nature.

**

Certains de ces enfants chez qui le travail de
la puberté s'accomplit d'une façon incomplète ou
insuffisante ne s'en tiennent pas à ces manifestations, en somme bénignes et superficielles, d'un
trouble passager de la sensibilité morale. La crise
est plus profonde, les conséquences en sont plus
graves, quelquefois définitives.

Chez quelques-uns, les facultés jusqu'alors brillantes se ternissent, la vivacité d'esprit s'éteint et
une sorte d'indigence intellectuelle s'installe à la
place de ces dons éclatants, mais pleins de promesses trompeuses. Si l'on observe en même temps
des troubles du caractère, des perversions de l'instinct et un affaiblissement notable des sentiments,
le cas est grave, car ce sont peut-être les signes
précurseurs d'un naufrage définitif de la raison.
Tous les psychiatres ont soigné de ces petits prodiges dont les succès universitaires éblouissent
d'abord, pour s'éteindre à la façon d'un météore

avant le couronnement de leurs études. J'ai longtemps observé un garçon très brillant, ayant rem-
porté de nombreux succès dans les concours généraux de province et de Paris qui, vers la fin de
ses études, commença à éprouver quelques symptômes inquiétants du côté de la tête. Une fièvre
typhoïde survint à la suite de laquelle il tomba
dans un état d'affaiblissement mental dont il ne se
releva pas. Son unique occupation fut désormais
de répéter sans trêve les lambeaux d'auteurs latins
et français dont sa mémoire était encombrée, ce
qu'il faisait encore trente ans après le début de sa
maladie.

A côté de ces intelligences brillantes mais fra-
giles on voit des sujets dont les facultés cessent
de se développer, non pas tant par insuffisance
de moyens qu'à cause de l'inconstance et de la
versatilité dont ils font preuve et de leur impuissance à se fixer à rien.

Chez d'autres, l'intelligence n'est pas atteinte
dans son dynamisme mais dans ses proportions :
certaines parties se développent, d'autres semblent
s'arrêter ; de sorte qu'avec une mémoire excellente, une imagination vive, une dialectique impeccable, certains manquent de sens commun et
de jugement au point de ne pouvoir jamais s'adapter aux exigences les plus élémentaires de la vie.

Chez d'autres enfin, certaines insuffisances d'ordre moral jusque-là masquées par l'amoralité
naturelle de l'enfance, éclatent avec une évidence
dont on a lieu d'être étonné. Chez eux, l'éducation
la plus rationnelle, la plus attentive n'a d'autre

résultat, lorsqu'elle en a, que d'ajourner les manifestations impulsives de leur constitution mentale. Ils sont souvent doués d'une intelligence
superficielle qui peut faire illusion. Ils ne s'en servent d'ailleurs qu'au profit des instincts déréglés
qui les mènent. On leur accorde volontiers une
nature aimable, parfois du charme et de la grâce,
jusqu'au jour où quelque acte de perversité gra-
tuite, en les faisant mieux connaître, leur retire la
sympathie dont on les entourait sur la foi de leur
bonne mine et de leurs manières attrayantes.

Un jeune homme d'une excellente famille, dont
il fit le désespoir, commença, à partir de deux
ans à donner des preuves de sa nature anormale.
Il entrait dans des accès de colère d'une telle
violence qu'il s'arrachait les cheveux à poignées.
Il grandit, faisant preuve d'une intelligence éveillée et d'une extrême gentillesse avec tout le monde
pendant que ses parents remarquaient au contraire
son manque de sensibilité, sa méchanceté foncière
et ses instincts cruels. Orgueilleux, vaniteux, d'une
coquetterie extrême, toujours préoccupé de sa tenue et de sa personne, il ne serait pas sorti dans
la rue le gilet déboutonné, même pour porter secours à l'un des siens. A onze ans, au moment du
procès Ravachol, il lui vint l'idée de composer
des explosifs et, aussitôt il se mit à jeter, du haut
de l'escalier, sur la tête des gens qui se trouvaient
en bas, des livres, des objets volumineux quelcon-
ques pour simuler des bombes. Ayant su qu'un
membre de sa famille s'était distingué dans un incendie, il s'empresse de mettre le feu dans tous

les coins de la maison pour se donner le mérite de l'éteindre. A seize ans, renvoyé de tous les collèges, il commet des vols, fait des fugues répétées en France, à l'étranger, jusqu'en Asie avec de l'argent obtenu à l'aide de faux et d'abus de confiance. J'avais perdu ce garçon de vue depuis quelques années lorsque j'appris qu'il avait fait une fin, au moins provisoire, en se faisant admettre dans une communauté religieuse dont la règle passe pour être d'une extrême austérité.

Cette explosion d'instincts antisociaux et contraires à la morale revêt souvent chez les filles des caractères particuliers que l'exemple suivant mettra bien en évidence. Une jeune fille, grande, forte, bien développée, mais chez qui les fonctions de la puberté ne se manifestent encore que d'une façon irrégulière, fut arrêtée à la suite de plusieurs vols insignifiants dont elle se rendit coupable au préjudice d'un instituteur chargé de son éducation. Ce dernier, invité à donner son appréciation sur le caractère de son élève, résuma sa pensée de la façon suivante : « C'est une jeune fille intelligente, mais ses instincts ne sont pas très bons ; elle a de la malice, principalement à certaines époques du mois ». L'autorité municipale, dans ses jugements, est encore plus indulgente ; elle reconnaît bien qu'il y a quelques peccadilles à son passif, mais elle estime qu'il convient de les attribuer plutôt à son innocence qu'à une intention arrêtée de faire le mal. Mais une étude plus approfondie de son caractère la montre sous un jour tout différent : on découvre chez

elle un besoin étrange et irrésistible de dissimu-
ler, de tromper, de mystifier, de mentir qui dé-
concerte. Si on l'interroge, elle se répand en pro-
testations d'innocence, puis sanglote éperdument,
la face enfouie dans son mouchoir ; mais en dé-
couvrant brusquement son visage, on s'aperçoit
que ses traits sont calmes et ses yeux secs. S'éloi-
gne-t-on d'elle un moment, elle se met aussitôt
à chanter et à rire, manifestant la plus grande
insouciance comme si elle était inconsciente des
actes qui lui sont reprochés. Devant le juge, elle
fait des aveux complets avec tous les signes du
plus violent repentir et se rétracte complètement
quelques instants après. Ecrit-elle ? Si sa lettre
doit passer sous les yeux de quelqu'un qu'elle
veut abuser, elle y exprime les sentiments les
plus purs, les plus affectueux, les plus honnêtes
en des termes emphatiques et débordants de sensibilité. Cependant, si l'on fouille sa poche, on y
découvre une sorte de mémorandum de la nature
de ses larcins et des noms de ses victimes ; et si
l'on feuillette ses cahiers de classe, on y trouve
les traces des préoccupations habituelles de son
esprit et par-ci, par-là, des inscriptions d'une
obscénité révoltante chez une fille de cet âge.
Remise à ses parents, elle recommença presque
aussitôt à se livrer à ses impulsions nuisibles. On
avait trouvé dans les notes dont nous venons de
parler cette mention significative : « Le feu com-
mencera cette nuit deux novembre. » La date
était depuis longtemps écoulée, mais elle n'en
alluma pas moins l'incendie prémédité.

Nous retrouvons, chez cette fillette, la tendance au mensonge et à la simulation que nous avons déjà constatée chez certains enfants plus jeunes. Cette tendance acquiert, chez les pubères, une importance d'autant plus grande que l'intelligence, plus développée, offre à ses manifestations un champ plus étendu. Nous attendrons, pour en compléter l'étude, que nous la retrouvions chez les jeunes filles plus agées, où elle arrive à son complet épanouissement. Pour la même raison nous n'insistons pas sur le défaut d'évolution des tendances morales. Ces exemples permettent toutefois de comprendre en quoi consiste l'amoralité naturelle et combien le pouvoir de l'éducation est limité chez des sujets aussi profondément atteints dans leurs facultés morales.

*
* *

Nous n'avons parlé jusqu'ici que des conséquences intellectuelles et morales qui résultent de la difficulté ou du retard de l'évolution pubère parce que tel est le cas le plus ordinaire et que leur bénignité relative les classe tout naturellement dans cette zone intermédiaire entre la santé et la maladie que nous nous sommes proposé d'explorer dans ce livre. Quant aux conséquences d'une éclosion prématurée de la fonction sexuelle, nous n'en dirons que quelques mots parce qu'elles ne se montrent que chez des anormaux et qu'elles sont presque exclusivement du domaine de la médecine.

La précocité sexuelle ne se voit guère que chez des sujets à mentalité débile, chez certains imbéciles et certains idiots. Elle s'accompagne, chez les garçons, d'impulsions immorales et criminelles et d'instincts de violence et de cruauté, survivance dégénérée et déformée de cette combativité qui, chez nos ancêtres les plus reculés, était la compagne inséparable de l'amour.

Chez les filles, elle est alliée à la paresse, aux perversions affectives, à une coquetterie provocante, à l'érotisme, au langage et aux actes obscènes et à tout un étalage d'impudeur parfaitement caractéristique.

Les deux sexes se livrent parfois à des attentats aux mœurs et en particulier à celui qui a reçu des spécialistes le nom d'exhibitionnisme.

La précocité sexuelle est dans quelques cas étonnante et se manifeste dès la première enfance. Marro[1] rapporte l'observation de deux enfants de cinq ans chez qui l'on observait déjà une excitation sexuelle incoercible et qui se livraient à de telles violences qu'il fallut les isoler. On trouve dans les publications des aliénistes des exemples non moins remarquables de tendances au meurtre chez de petites filles à sexualité prématurément développée.

1. Marro. *La Puberté*. Paris, 1902.

V

L'adolescence

LE JEUNE HOMME

Emotions d'ordre sexuel. Précocité des nerveux. L'amour ; ses
divers aspects. Le Don-Juanisme. Le coup de foudre. La
poésie et le rêve. — Idés obsédantes relatives à la fonction
sexuelle. — Déviations et anomalies : leurs origines. —
Troubles nerveux et psychiques de causes diverses. Alternatives d'exaltation et de dépression. Hypocondrie. Idées fixes
et scrupules. — Spasmes et crises nerveuses chez l'adolescent. Somnambulisme. — Mysticisme et déséquilibration
psychique.— L'orgueil. Ses modalités. — L'instabilité mentale ; ses principales formes. — Les passions anti-sociales.
L'alcool.

Avec l'adolescence, cette troisième phase de la
puberté, les émotions d'ordre sexuel pénètrent
dans la vie mentale et y prennent une place prépondérante. Elles sont d'intensité variable et de
qualités diverses, le mécanisme nerveux de la fonction dont elles dépendent s'étant singulièrement
compliqué aux cours de l'évolution des êtres.

Dans le principe, l'impulsion sexuelle est un
instinct aveugle et brutal qui va droit à son but
sans même le connaître. Il en est ainsi chez les
animaux ; il en fut sans doute ainsi chez nos an-

côtres à l'aube de l'humanité. Quand, au cours des temps, la vie sociale s'est organisée, l'instinct sexuel s'est modifié et compliqué par l'adjonction d'un élément sentimental plus ou moins fort, et ce n'est que par les progrès de la civilisation et le développement progressif de l'intelligence et de la sympathie humaines que l'attraction d'un sexe vers l'autre s'est nettement spiritualisée et que l'instinct grossier primitif s'est peu à peu dissimulé derrière cette floraison de sentiments, confus peut-être, mais tendres et délicats désignés sous le nom d'amour.

Si l'on veut bien se rappeler que, chez le nerveux, tout se ramène à une question de déséquilibre ou de déficit, on devra s'attendre, en fait d'émotion d'ordre sexuel, aux manifestations les plus diverses et aux dissociations les plus singulières. Tantôt l'impulsion organique existe seule, comme chez certains enfants profondément atteints dans leur système nerveux qu'il convient de placer au nombre des infirmes ou des malades. Tantôt l'élément sentimental est plus ou moins refoulé et parfois presque annihilé par une fougue des sens qui n'aspire qu'à des satisfactions purement physiques. Beaucoup d'adolescents passent par cette crise de sensualité que saint Augustin appelle « les fumées des mauvais désirs ». Tantôt enfin ces proportions sont renversées et l'élément passionnel et affectif prédomine ; il arrive même qu'il règne seul, en souverain absolu, complètement dégagé de la base organique dont pourtant il tire son origine.

D'une façon générale, l'éveil précoce de la sensualité est au fond de toutes les irrégularités ou anomalies de la fonction génésique. Certains enfants nerveux entrent prématurément dans la vie sexuelle par la porte des habitudes vicieuses. Ce sont des émotifs, des timides, des obsédés ; nous les retrouverons bientôt.

Par contre, chez certains enfants sensibles et tendres, le besoin d'aimer n'attend pas même toujours que l'évolution du sexe soit entrée dans sa période de développement pour se manifester. Certains hommes célèbres furent des amoureux précoces : Dante l'était à neuf ans ; Canova le devint à cinq. Lord Byron, à huit ans, tomba amoureux de Mary Duff et Alfred de Musset, à l'âge de quatre ans, s'éprit si vivement d'une jeune cousine qu'il voyait pour la première fois, qu'il lui fit promettre de l'épouser. Cet éveil hâtif du sentiment amoureux a été donné comme un signe avant-coureur du génie : tous ceux qui l'ont éprouvé ne furent peut-être pas des hommes de génie, mais il est permis de penser qu'ils étaient doués d'une vive et exquise sensibilité.

C'est d'ailleurs dans ce besoin très vif, quoique imprécis, d'affection que l'amitié prend sa source ; et avant de pousser l'adolescent vers l'amour, il l'incline à ces jeunes amitiés si profondes et si douces qui, si elles ne durent pas autant que la vie, laissent du moins un souvenir délicieux au fond du cœur de l'homme vieilli et désabusé.

Cependant cette précocité sentimentale de certains enfants n'est pas toujours d'une qualité aussi

éthérée. Il s'en trouve qui penchent singulièrement vers l'anomalie, quelque chose de physique
semblant s'ajouter à l'impulsion purement affective. Tel fut sans doute l'écrivain Rétif, qui, dès
l'âge de quatre ans, se sentait attiré vers les filles
« dont les couleurs ressemblaient à la rose » et
qui subissait déjà, si l'on en croit ses propres confidences, l'influence du tempérament excessif et
vraiment morbide dont il fut l'esclave toute sa
vie.

Ce sont aussi des nerveux et des sensuels, ces
adolescents pour qui la féminité devient le but de
la vie. Tout le monde, autour de soi, connaît un
Don Juan que ne foudroiera pas la statue du Com-
mandeur, mais qui peut-être mourra, entre
trente et quarante ans, de la moelle, comme le
marquis de Priola. Quand il n'est pas d'un physique quelconque ou même disgracié, car en fait
d'amour tous les goûts, même les plus étranges,
se rencontrent dans les deux sexes, c'est un garçon assez bien fait, avec des muscles, une tête
jolie aux traits fins, encadrée d'une abondante
chevelure. Le regard de ses yeux, un peu faux
d'ordinaire, prend, quand il veut, une douceur
captivante. Les lèvres, surmontées d'une petite
moustache conquérante, rouges, mobiles, gour-
mandes, se ferment sur des dents éclatantes. Il
a la voix douce et musicale d'un ténor, et avec
cela des gestes exubérants, manquant parfois de
grâce, et un certain air de suffisance et de vulga-
rité. Il n'est pas sot, mais il ne brille par aucune
qualité intellectuelle supérieure. Il est beau par-

leur, mais ses paroles ne sont que pur verbiage. C'est une âme mobile, insouciante, à la conscience légère. Uniquement orienté vers l'éternel féminin comme le papillon vers la fleur, ce n'est pas précisément les femmes qu'il aime, c'est son plaisir et, de ce qu'il en est l'esclave, il ne fera, le plus souvent dans la vie, qu'un raté ou un inutile.

C'est à l'adolescence qu'est réservé le privilège du coup de foudre en amour. « Si ce jeune homme est marié, s'écrie Juliette en apercevant pour la première fois Roméo, mon cercueil sera mon lit nuptial. » Cette sorte de passion fatale ne fait effraction que dans les cervelles légères dont elle chasse instantanément le peu de raison qui s'y logeait. Si elle se heurte à quelque obstacle qu'elle ne puisse renverser, elle jette la jeune fille dans les convulsions et le délire et conduit l'adolescent dans les voies douloureuses de la neurasthénie.

Enfant, tu veux mourir ? Tu veux, dans mes vieux ans,
Laisser ta mère seule avec ses cheveux blancs [1] ?

Le poète exagère un peu, sans doute. On n'en meurt pas, d'ordinaire, mais on en devient fou, quelquefois. Cette sorte d'amour, quand il est contrarié, compte en effet, quoique faiblement, parmi les causes auxquelles on attribue les troubles mentaux des adolescents. L'opinion des neu-

1. André Chénier. *Poésies.*

rologistes et des psychiatres est unanime sur ce point. « L'attraction sexuelle appelée coup de foudre, écrit le D' Féré, se rencontre souvent chez les dégénérés associée à des états névropathiques [1]. » Le professeur Grasset nous rappelle, à ce propos, le cas du malade de Tulpius, devenant cataleptique à la nouvelle du refus de la main d'une jeune fille aimée [2]. Qui ne connaît l'histoire touchante du fils de Séleucus qu'a illustrée la peinture et la poésie ? Le jeune prince aimait passionnément Stratonice, seconde femme du roi son père. N'ayant osé confier son secret à personne, il finit par tomber malade de désespoir. Bien qu'il ne se plaignît d'aucune souffrance, sa santé déclinait insensiblement sans que personne en pût découvrir la cause. Le médecin Erasistrate, dans les yeux excavés du jeune homme, dans ses pâleurs et sa voix mourante, finit pourtant par discerner les ravages d'un amour secret. Pour arriver à la certitude qu'il avait vu juste, il eut recours à l'artifice que voici : posant sa main sur le cœur du malade, il fit défiler devant son lit toutes les femmes du palais. Le prince ne se troubla qu'au moment où il aperçut sa belle-mère. Soudain ses joues se colorèrent, sa peau devint moite, son corps trembla de la tête aux pieds et son cœur se mit à battre avec violence. Quand Erasistrate eut découvert la vérité à Séleucus, ce roi, qui aimait son fils par-dessus tout,

---

1. Ch. Féré. L'instinct sexuel. *Archives de Neurologie*, 1903.
2. Grasset. *Dict. encyclop. des sc. médicales.*

lui donna Stratonice pour épouse et il ne tarda
pas à revenir à la santé.

La littérature a largement exploité cette forme
de la passion amoureuse. Elle nous a donné des
œuvres agréables et touchantes, mais qui n'ont
que des rapports lointains avec la réalité. Ces
adolescents impétueux sont doués de plus d'instinct que de vraie sensibilité. Leurs mouvements
passionnels sont d'autant plus éphémères qu'ils
sont plus irrésistibles. Si l'aventure aboutit au
mariage, il y a des chances pour qu'elle se ter-
mine par un divorce plutôt que par la vieille formule consolante des fins de romans : ils furent
heureux et eurent beaucoup d'enfants. Je lisais
récemment dans un recueil scientifique cette
phrase d'un psychiatre : « Avant la vingtième année, les déséquilibrés fournissent un contingent
élevé de mariages ; ils s'y résolvent avec leur défaut habituel de réflexion ». Quelque mélancoli-
que qu'elle soit pour les amateurs de poésie, voilà
la vérité, et ce m'est un peu pénible de la dire.

L'adolescent d'intelligence vive, de cœur sensible, affamé de tendresse, saturé de poésie, commence par les amours idéales. Il auréole toutes
les femmes, ou plutôt se crée une fiction dont l'objet est composé de toutes les perfections féminines que son imagination peut rêver. Chateaubriand
commença par tomber amoureux des portraits des
grandes dames de la Cour de France qui ornaient
le salon de son père. Plus tard son imagination
enflammée se créa une maîtresse idéale : « Je me
composais une femme de toutes les femmes que

j'avais vues ; cette charmeresse me suivait partout, invisible ; je m'entretenais avec elle comme avec un être réel ; elle variait au gré de ma folie... Pygmalion fut moins amoureux de sa statue. Les paroles que j'adressais à cette femme auraient rendu des sens à la vieillesse et réchauffé le marbre des tombeaux. Ignorant tout, sachant tout, à la fois vierge et amante, Eve innocente, Eve tombée, l'enchanteresse par qui me venait ma folie était un mélange de mystère et de passion : je la plaçais sur un autel et je l'adorais... Je trouvais à la fois, dans ma création merveilleuse, toutes les blandices des sens et toutes les jouissances de l'âme... [1] »

De telles amours ne sont point vulgaires ; le désir est loin d'y balancer la tendresse. C'est parmi cette sorte d'amoureux que se rencontrent ces jeunes gens, sentimentaux encore plus que sensuels, qui reculent devant l'accomplissement de leur désir ou qui rapportent d'une première expérience un dégoût violent qui n'est sans importance que parce qu'il n'a guère de lendemain. Elles ne sont l'apanage que des natures généreuses et chevaleresques. Elles n'en constituent pas moins un danger pour les adolescents nerveux qui s'y laissent aller ; le dépérissement de l'organisme, la névropathie, la tristesse et les idées de mort volontaire peuvent en être la conséquence. Chateaubriand, que nous avons choisi comme le type représentatif de cette sorte d'amour, ne ra-

---

1. Chateaubriand. *Mémoires d'Outre-Tombe.*

conte-t-il pas une tentative de suicide qu'il fit au plus fort de sa passion imaginaire ?

*
* *

Mais il nous faut descendre de ces hauteurs. Une réalité terre à terre nous réclame.

Nous avons parlé précédemment de ces jeunes nerveux dont les préoccupations émotives ont pour conséquence des mictions nocturnes involontaires. Nous les retrouvons adolescents, guéris, pour la plupart, de leur petite infirmité, mais non de leurs tendances émotives. Celles-ci persistent, au contraire, et souvent exagérées, mais changées d'objet. Les organes sur lesquels elles se sont fixées ont pris dans la vie mentale une importance d'autant plus grande que leurs fonctions sont devenues plus complexes ; et cette complexité même est cause que l'attention anxieuse de l'adolescent s'hypnotise tantôt sur l'une, tantôt sur l'autre de ces fonctions, quand ce n'est pas sur les deux à la fois. Chez les uns, ce sont les préoccupations vésicales qui l'emportent ; chez les autres, ce sont les préoccupations d'ordre génésique.

Les anciens incontinents deviennent facilement des obsédés urinaires. Leur réservoir vésical est d'une sensibilité extrême ; sa tension est à la merci de la moindre incitation psychique et la plus légère préoccupation relative à la fonction sécrétoire suffit à la troubler. Pour qu'elle se produise dans des conditions normales, il faut que

l'attention s'en détourne aussitôt qu'elle est amor-
cée. Mais le moyen, pour l'émotif, de se maintenir dans l'état de calme indispensable à la réalisation de l'automatisme ? Si on le regarde, si on
l'attend, s'il s'imagine qu'on entend le bruit qu'il
fait, tout est perdu. Il en est qui ne peuvent
s'exonérer qu'à la condition d'être dans un isolement absolu ; ce n'est qu'à ce prix qu'ils jouis-
sent de la liberté d'esprit nécessaire.

Il résulte, de cette forme d'émotivité, des troubles fonctionnels divers, des besoins plus fréquents
et plus impérieux, des spasmes, des rétentions,
des névralgies, tout un ensemble de préoccupations anxieuses dont l'importance devient excessive au moment où les émotions d'ordre sexuel
commencent à s'éveiller. Nous sommes tellement
esclaves de notre nature physique, malgré cette
intelligence dont nous sommes si fiers, que ce
sont les organes auxquels sont attachées les plus
fortes jouissances qui troublent le plus notre jugement [1]. Alors que les lésions les plus graves des
autres parties du corps sont appréciées à leur
juste valeur et que les souffrances qu'elles provoquent sont supportées avec résignation, le plus
insignifiant malaise, même imaginaire, dans le
domaine des organes dont le rôle nous occupe
en ce moment, éveille de l'inquiétude, rive l'attention sur leur fonctionnement, sur les sensations dont ils sont le siège. La moindre de ces

1. Jules Janet. *Les troubles psychopathiques de la miction.*
Paris, 1890.

sensations prend la valeur d'un symptôme grave ;
d'indifférente, elle devient peu à peu douloureuse.
Une sorte d'exaltation de la sensibilité locale s'installe à mesure que croît l'émotivité et l'oriente
dans la voie des idées fixes et de l'hypocondrie.

Ces préoccupations obsédantes, en exaltant la
sensibilité des organes, ont encore pour effet d'a-
mener des perturbations sécrétoires, des pollu-
tions involontaires répétées ou d'inciter certains
adolescents à abuser d'eux-mêmes d'une manière
excessive. Cette habitude fâcheuse est, en général, mal interprétée par les éducateurs sur la foi
de préjugés tenaces. Ils y voient une cause, alors
que ce n'est, le plus souvent, qu'un effet, le symptôme d'un état névropathique auquel il convient
de rattacher la plupart des méfaits qu'on lui attribue. L'adolescent bien portant et bien équilibré a vite fait d'éprouver de la répugnance pour
ce vice et d'y renoncer, quand un hasard ou l'i-
mitation le lui a fait contracter. Seul le nerveux,
l'hypocondriaque ou l'anormal y persiste et s'y
complaît et la timidité qui lui est naturelle s'en
accroît dans des proportions maladives au point
de faire de lui, au point de vue sexuel, un être
d'exception.

* *

Les déviations de la sexualité normale sont
sous la dépendance du tempérament nerveux et
ont d'incontestables rapports avec l'éducation ;
c'est pourquoi nous leur consacrerons quelques

lignes. On a remarqué qu'elles sont plus fréquentes dans les milieux sociaux élevés, en raison
principalement des tendances névropathiques plus
accentuées des personnes de cette classe. Bien que
commençant à se manifester en général à la fin
de l'adolescence, elles se dessinent parfois déjà
dès l'enfance, vers dix ou douze ans, quelquefois
plus tôt. On a même cité le cas de jeunes sujets
dont les tendances inverties remontaient à la première enfance.

Ces nerveux sont des précoces au point de vue
sexuel ; l'instinct se réveille chez eux plus tôt
que chez les adolescents bien équilibrés. Ce sont
des émotifs, des hypersensibles, souvent intelligents et doués de dispositions artistiques très
développées. Pour citer des noms empruntés aux
beaux-arts et à la littérature, soit dans le passé,
soit dans le présent, nous n'aurions que l'embarras du choix.

Si, comme le soutiennent certains médecins
psychologues, la sexualité chez l'enfant est, jusqu'à la puberté, indéterminée, indécise dans son
but, on peut admettre avec eux que les anomalies
de cette fonction sont des reliquats chez l'adulte
de troubles de développement de l'instinct sexuel
infantile. Dès lors, une foule de circonstances peuvent l'orienter dans une direction contraire à la
nature : certaines impressions fortes, certaines initiations, certaines privautés intempestives produisent chez l'enfant nerveux des sentiments intenses dont l'action peut persister indéfiniment et
détourner l'instinct de sa voie naturelle. Un écri-

vain du xviii° siècle, bien connu par son extrême salacité, n'a pas hésité à écrire que les caresses imprudentes d'une jeune personne qui, alors qu'il était enfant le portait sur ses bras, n'avaient pas peu contribué à développer son tempérament érotique.

L'aventure de Jean-Jacques Rousseau est encore bien caractéristique à cet égard. Ayant à huit ans commis une faute, il reçut le fouet des mains de Mlle Lambercier, la sœur de son précepteur : « Je trouvai dans la douleur, dans la honte même, un mélange de sensualité qui m'avait laissé plus de désir que de crainte de l'éprouver derechef de la même main ». Après avoir constaté qu'il se mêlait à ce qu'il avait éprouvé quelque instinct précoce du sexe, il ajoute : « Qui croirait que ce châtiment d'enfant reçu à huit ans, par la main d'une fille de trente, a décidé de mes goûts, de mes désirs, de mes passions, de moi pour le reste de ma vie, et cela précisément dans le sens contraire à ce qui devait s'ensuivre naturellement ? En même temps que mes sens furent allumés, mes désirs prirent si bien le change, que, bornés à ce que j'avais éprouvé, ils ne s'avisèrent point de chercher autre chose. » Et il va nous dire ce qu'il advint de cette tendance, quand il fut devenu homme : « Mon ancien goût d'enfant, au lieu de s'évanouir, s'associa tellement à l'autre, que je ne pus jamais l'écarter des désirs allumés par mes sens [1]. »

1. J.-J. Rousseau. *Confessions.*

Voici encore une autre anecdote qui est bien de nature à établir l'influence des impressions d'enfance sur l'orientation de la sexualité. Henri II, prince de Condé, jouant avec Mlle de Pisani, depuis marquise de Rambouillet, alors âgée de huit ans, la prit par la tête et la baisa. Le marquis de Pisani en ayant été averti, le fit châtier sévèrement, et c'est à cet incident que les contemporains firent, non sans quelque vraisemblance, remonter l'origine de l'aversion que ce prince a eu toute sa vie pour les femmes.

Les circonstances, comme on le voit, ont parfois une importance décisive dans l'orientation anormale de la sexualité. C'est pourquoi les jeunes hommes à tendances indécises ou non absolument conformes au plan de la nature deviennent facilement des anormaux s'ils sont appelés à vivre dans un milieu exclusivement composé de personnes de leur sexe. Ainsi peuvent s'expliquer les anomalies que l'on signale de loin en loin parmi les hommes qui, voués au célibat, se sont exclusivement consacrés à l'éducation de la jeunesse. L'un d'eux, me confessant un jour son indifférence et son éloignement pour le sexe féminin tout entier, me disait ces paroles : « De tout temps, je me suis senti irrésistiblement entraîné vers l'enfance masculine. J'aime les enfants passionnément. Je me dévouerais pour eux jusqu'à épuisement complet des forces, jusqu'à la mort. Je ne conçois la vie qu'au milieu d'eux ; loin d'eux, je suis misérable. » Et il reconnaissait volontiers, tout en se défendant de toute arrière-pensée coupable, ce

qu'une telle passion avait de scabreux et d'insolite.

Nous avons déjà vu que les initiations préma-
turées sont susceptibles de se répercuter sur la
vie sexuelle tout entière. Les médecins familiers
avec cette question ont observé de nombreux faits
dans lesquels les impulsions anormales avaient
eu comme point de départ l'accomplissement
d'actes suggérés par un initiateur dépravé. En raison de la suggestibilité excessive des adolescents
nerveux, les impressions qui résultent de cet acte
anormal se fixent avec une ténacité telle dans la
mémoire que le souvenir et l'image en demeurent
indissolublement liés au désir et se réveillent en
même temps que lui.

L'extrême timidité, l'obsession de la honte du
corps, ont aussi pour résultat d'éloigner quelques
jeunes gens des voies de la nature. Certains émotifs se sentent tellement troublés en présence d'une
personne de l'autre sexe qu'ils en demeurent stupides et comme dépouillés de tous les dons de
leur intelligence et de leur sensibilité. Est-ce peur
de déplaire, peur de commettre des maladresses,
peur de se montrer inférieur à l'opinion que l'on
a de soi-même ? Ce sont là des interprétations
beaucoup plus que des explications. Physiologi-
quement, la timidité est un phénomène d'arrêt,
d'inhibition qui prend sa source dans un excès
d'émotivité.

La honte du corps rentre plutôt dans le cadre
des états obsédants. Elle est surtout fréquente chez
les filles au moment de la puberté ; cependant on

l'observe aussi quelquefois chez les adolescents.
Je lisais récemment l'histoire d'un jeune homme
qui, à quinze ans, était hanté par la peur d'être
aperçu à travers les rideaux de son lit. au point
qu'il finit par s'enfuir du collège où il était en
pension. Plus tard, il ne put supporter la vie de
garnison à cause de la répulsion invincible qu'il
éprouvait à se montrer nu devant ses camarades.

Le hasard, les circonstances, une éducation
imprudente jouent donc un rôle important dans
les anomalies de la sexualité.

Il y a aussi quelques enfants qui naissent avec
une nature en quelque sorte invertie, tant au
physique qu'au moral. Ils manifestent dès leur
jeune âge, les tendances, les goûts ainsi que tous
les petits travers de la mentalité féminine : la
précocité d'esprit, le goût du bavardage, du
mensonge, de la duplicité, de la ruse, de la
parure. Philippe d'Orléans, frère de Louis XIV,
bien connu pour ses tendances inverties, était un
type de ce genre. Il ne se plaisait qu'au milieu
des femmes, n'avait de goût que pour leurs occupations et leurs plaisirs ; ce que Mᵐᵉ de Motteville déplore en ces termes : « Il serait à sou-
haiter qu'on eût travaillé à lui ôter les vains
amusements qu'on lui a soufferts dans sa jeunesse.
Il aimait à être avec des femmes et des filles, à
les habiller et à les coiffer : il savait ce qui seyait
à leur ajustement mieux que les femmes les plus
curieuses ; et sa plus grande joie, étant devenu
plus grand, était de les parer, et d'acheter des

pierreries pour prêter et donner à celles qui étaient assez heureuses pour être ses favorites. »

Les cas de ce genre sont beaucoup plus fréquents qu'on serait tenté de le supposer. Sans parler des contemporains, dont on peut trouver les observations dans les ouvrages spéciaux, l'histoire anecdotique nous a conservé un certain nombre de types de ce genre extrêmement curieux. L'abbé d'Entragues, familier de la princesse de Conti, fille de Louis XIV et de Mlle de Lavallière, vécut toujours comme une femme, mettant du fard, des mouches, et se livrant à des occupations exclusivement féminines. Un jour, pendant une période d'exil qu'il faisait à Caen pour des écarts de conduite qui avaient déplu en haut lieu, un de ses amis l'alla voir : Il trouva, dit Saint-Simon, une personne au lit, galamment mise, qui travaillait à une tapisserie, la tête couverte d'une coiffe de femme à dentelles, avec fontanges, échelle de rubans à son corset, un manteau de lit volant et des mouches. Croyant s'être trompé de porte, il allait se retirer, quand l'abbé d'Entragues, car c'était lui, se nomma et se mit à rire. C'est dans cet accoutrement qu'il avait l'habitude de se mettre au lit et de recevoir ses amis.

Il en était de même du duc de Gesvres, favori du roi Louis XV. D'après un auteur du temps, « il avait publiquement toutes les façons des femmes ; il mettait du rouge ; on le trouvait chez lui et dans son lit jouant de l'éventail, ou à son métier faisant de la tapisserie. Il aimait à se mêler de tout; son caractère était précisément celui d'une caillette [1] ».

Il entre dans la plupart des modifications de l'instinct sexuel que nous venons de passer rapidement en revue une part de fatalité contre laquelle le pouvoir de l'éducation ne peut rien ou presque rien, mais il y a aussi une part de contingence qu'il faut au moins tenter d'éviter. Nous avons déjà insisté sur l'importance qu'ont les premières émotions sexuelles de l'enfance ; il faut donc entourer celle-ci de toutes les précautions susceptibles de prévenir l'éveil prématuré de l'imagination et des sens, et la mettre à l'abri de ces émotions, source de nombreuses déviations, tant mentales que sensuelles.

Jean-Jacques Rousseau, très averti sur toutes les questions qui touchent à la sexualité, a très bien vu les causes qui favorisent l'activité prématurée de cette fonction. Ce sont les lectures, la solitude, l'oisiveté, la vie molle et sédentaire, le commerce des femmes et des jeunes gens. Et il en a très bien indiqué les remèdes, qui sont une meilleure hygiène physique et morale et un usage continu et intensif des exercices physiques.

*
* *

C'est presque toujours par l'amour ou par l'obsession sexuelle que l'adolescent entre dans ces états d'épuisement nerveux qui aboutissent à la neurasthénie ou à l'hypocondrie.

1. *Mémoires du baron de Besenval.*

On pourrait dire de maint jeune homme exci-
table et nerveux ce que Jean-Jacques Rousseau
disait de lui-même : « Mes passions m'ont fait vivre et mes passions m'ont tué. » Il n'avait pas
vingt ans qu'il fit une crise de neurasthénie qui
dura plusieurs années. Consumé par une passion
amoureuse imprécise, mais éthérée et transcen-
dante, sa liaison avec Mme de Warens lui procu-
rait le calme des sens, mais non la paix de l'âme.
Les besoins de l'amour le dévoraient au sein du
plaisir. Elle n'était pour lui qu'une amie ; il lui
fallait une maîtresse. Quoiqu'il se la représentât,
comme font ses pareils, avec toutes les ressources de son imagination exaltée, il n'en brûlait pas
moins d'un amour sans objet. Bientôt, de l'inquiétude lui survint. Son humeur s'altéra ; il tomba
dans une sorte de mélancolie découragée, soupi-
rant et pleurant à propos de tout et de rien. Il en
arriva à un état de langueur et de dépression
physique qui fit craindre pour sa vie. Il se réfu-
gia aux Charmettes, mais l'air des champs ne lui
rendit pas la santé. Il eut l'idée de se traiter lui-
même, puisque les médecins ne parvenaient pas
à le guérir, et il ne fit qu'aggraver son état. Il ne
digérait plus, ne dormait plus, et glissait de plus
en plus sur la pente de l'hypocondrie. Le jour vint
où, saisi de troubles subits qui le glacèrent d'effroi, il y tomba tout à fait : ce fut un brusque
afflux de sang à la tête, des bruits singuliers d'o-
reilles et des battements d'artères. Son esprit demeura frappé de cet accident et il en arriva à se
persuader que la cause n'en pouvait être qu'une

maladie grave du cœur, d'où l'idée nouvelle d'aller consulter un spécialiste à Montpellier.

J'abrège ; mais ce résumé d'une crise névropathique célèbre nous dit assez à quels dangers sont exposés les adolescents d'une sensibilité et d'une émotivité trop vives. Presque tous les symptômes de la neurasthénie y figurent, ce qui nous dispense d'insister davantage sur un sujet qui d'ailleurs ne rentre pas dans le plan de notre étude. En somme, le cerveau n'a, pour traduire sa souffrance, qu'un nombre restreint de symptômes réactionnels ; mais comme leur groupement diffère selon les individus, chacun n'en a pas moins sa physionomie particulière.

Les tendances psychasthéniques constitutionnelles se manifestent donc, chez les adolescents, à l'occasion de l'éveil des passions de l'amour, mais cette circonstance n'est pas absolument nécessaire, et souvent elles ont fait leur apparition à une époque antérieure, comme nous l'avons montré précédemment. Gœthe, à treize ans, avait déjà des accès de tristesse et subissait l'illusion d'une existence perdue. Il traversa plus tard des périodes de dépression nerveuse qui allaient jusqu'au dégoût de la vie et à l'idée du suicide, auxquelles succédaient des phases d'excitation, source de ses plus belles productions littéraires. Gœthe passe pourtant pour un des mieux équilibrés parmi les poètes de génie. On n'a qu'à consulter la vie des hommes célèbres, surtout des artistes et des littérateurs, pour constater dans cette famille de nerveux l'existence habituelle, dès l'adolescence,

de singularités morbides de cette nature. Mais il
n'est point nécessaire d'être un homme de génie
pour éprouver tous ces phénomènes de la déséquilibration nerveuse ; il suffit d'une grande sensibilité jointe à ce qu'on a appelé la constitution
émotive, c'est-à-dire l'aptitude à recevoir des impressions qui, par leur retentissement prolongé
dans les centres nerveux, engendrent les idées
fixes et les obsessions.

De celles-ci, nous ne dirons rien ici ; elles n'affectent pas une physionomie différente de celles
que nous avons décrites au chapitre précédent,
sauf qu'elles ont tendance à se greffer sur les préoccupations qui dominent dans l'esprit des adolescents. C'est ainsi qu'elles naissent souvent à l'occasion des premiers contacts sexuels. Un jeune
homme scrupuleux se laisse séduire par une pro-
fessionnelle de la galanterie : le lendemain, à peine
est-il revenu de son entraînement, qu'en même
temps que le remords, s'éveille dans son esprit un
doute sur la santé de sa partenaire. A partir de
ce moment, le voilà dominé par la crainte d'une
contagion possible, puis de contagions multiples
et enfin d'un péril microbien universel. Il passe
désormais sa vie à se laver les mains, à se rincer
la bouche, à se soumettre aux pratiques les plus
singulières de préservation dans le moindre de
ses rapports avec le monde extérieur, jusqu'à ce
que, le temps aidant, ces angoisses s'apaisent peu
à peu et qu'il reprenne son équilibre nerveux
d'autrefois.

Les éruptions automatiques d'un tempérament

vif et ardent peuvent, dans les deux sexes, provoquer un trouble profond de la sensibilité morale et conduire aux idées obsédantes. Il est assez singulier que ce soit une femme qui nous ait laissé la documentation la plus claire et la plus précise sur un phénomène qui, cependant, passe pour être plus fréquent et est d'une nature plus impressionnante dans le sexe masculin que dans le féminin. Voici donc ce que l'on peut lire dans les *Mémoires* de Mme Roland : « J'avais été tirée du plus profond sommeil d'une manière surprenante. L'imagination n'y était pour rien ; je l'exerçais sur trop de choses graves, et ma conscience timorée la gardait trop soigneusement de s'amuser à d'autres pour qu'il fût possible de me représenter ce que je ne me permettais pas de chercher à comprendre. Mais un bouillonnement extraordinaire soulevait mes sens dans la chaleur du repos et, par la force d'une constitution excellente, opérait de soi-même un effet qui m'était aussi inconnu que sa cause. Le premier sentiment qui en résulta fut, je ne sais pourquoi, une sorte de crainte ; j'avais remarqué, dans ma *Philotée*, qu'il ne nous est pas permis de tirer de son corps aucune espèce de plaisir, excepté en légitime mariage. Ce précepte me revint à l'esprit : ce que j'avais éprouvé pouvait s'appeler un plaisir : j'étais donc coupable et dans le genre qui pouvait me causer le plus de honte et de douleur. Grande agitation dans mon pauvre cœur, prières et mortifications : comment éviter pareille chose ? La surveillance devint extrême. Je m'aperçus que telle situation m'exposait

plus que telle autre ; je l'évitai scrupuleusement ;
l'inquiétude fut telle, qu'elle parvint ensuite à me
réveiller avant la catastrophe. Lorsque je n'avais
pu la sauver, je sautais à bas du lit, les pieds nus
sur un carreau frotté, malgré le froid de l'hiver,
et, les bras en croix, je priais le Seigneur de me
garder des pièges du démon. »

Chez les adolescents, ce sont souvent des idées
hypocondriaques qui prennent naissance en pareil
cas, et les médecins sont fréquemment consultés
par des jeunes gens que la catastrophe dont parle
M⁴ᵉ Roland a jetés dans le plus terrible émoi.
Nous verrons, dans une autre partie de ce livre,
quel doit être le rôle de l'éducateur en pareille
circonstance.

*
* *

A partir de l'adolescence, les troubles nerveux
d'ordre convulsif perdent de leur fréquence sans
toutefois cesser complètement de se manifester.
On voit même certains jeunes gens jusqu'alors
indemnes qui, vers la dix-huitième année et même
plus tard, entrent dans une période de réactions
spasmodiques ou de crises nerveuses qui se prolonge plus ou moins longtemps. Les médecins militaires ont assez souvent l'occasion d'observer ces
phénomènes chez les jeunes soldats dont le tempérament susceptible, nerveux ou nostalgique ne
peut s'accommoder de la nouvelle vie qui leur
est imposée. Ils se produisent dans toutes les
classes de la société. Quelle qu'en soit la cause apparente, elle se ramène toujours, en définitive, à

une impression vive, à une émotion, qu'il s'agisse d'un accident de travail ou de chemin de fer, de la convalescence d'une grave maladie, de l'abus précoce des spiritueux ou d'une déception amoureuse.

Comme toujours, les crises sont précédées d'une phase préparatoire pendant laquelle on ne constate encore que des modifications du caractère. Le jeune homme devient triste, irritable, passant de l'excitation la plus vive à la plus profonde dépression. Il se plaint d'inquiétudes, de malaises, de maux de tête, de palpitations, d'envies de rire et de pleurer. Il dort mal ; dès qu'il est couché, il tombe dans un état d'hallucinations et de rêvasseries qui, lorsque le sommeil devient plus profond, se transforme en terribles cauchemars. Plus tard, il souffre d'une gêne à la gorge, de serrement à l'épigastre. La crise approche. Elle éclate enfin et quand l'orage est passé, le sujet se réveille comme d'un rêve, et n'en a conservé aucun souvenir.

On observe tous les degrés possibles d'intensité dans ces crises. Chez les uns, elles s'en tiennent à la phase préparatoire et se réduisent à quelques étouffements, quelques soupirs, quelques larmes ; la conscience n'est pas troublée et l'excitation psychique, purement émotionnelle, n'aboutit pas au délire. Chez d'autres, elles revêtent une forme spasmodique un peu plus complexe, comme dans cette observation d'Alfred de Musset qu'il a pris lui-même le soin de nous conserver. Le jeune poète venait d'acquérir la certitude

que sa maîtresse le trompait. Cette découverte
le troubla profondément. Ce qu'il venait de voir
ne lui laissait aucun doute ; il demeura comme
étourdi d'un coup de massue, et s'assit sur une
borne la tête vide, l'esprit absent ; puis il ajoute:
« Je rentrai chez moi fort tranquillement, n'éprou-
vant rien, ne sentant rien, et comme privé de réflexion. Je commençais à me déshabiller et me mis
au lit ; mais à peine eus-je posé la tête sur le
chevet, que les esprits de la vengeance me saisi-
rent avec une telle force, que je me redressai
tout à coup contre la muraille, comme si tous les
muscles de mon corps fussent devenus de bois. Je
descendis de mon lit en criant, les bras étendus,
ne pouvant marcher que sur les talons, tant les
nerfs de mes orteils étaient crispés. Je passai
ainsi près d'une heure, complètement fou et raide
comme un squelette. »

Le somnambulisme est une forme de nervosisme
plus rare que celle que nous venons de décrire,
quoique de la même parenté. Dangeau nous apprend que le grand Dauphin fils de Louis XIV,
après son mariage, avait des crises de ce genre ;
qu'il se levait souvent la nuit en dormant et qu'il
lui arriva même de se blesser dans un de ses accès d'automatisme nocturne.

Il existe dans la science des exemples curieux
de cet état nerveux qui peut entraîner les plus
fâcheuses conséquences, non seulement pour celui
qui en est atteint, mais encore pour son entourage.

Orfila raconte qu'une nuit, un jeune homme

couché dans une auberge se mit à crier au voleur. On accourut, on lui demanda la cause de ses cris : « Ah, c'est toi coquin ! » répondit-il en tirant un coup de pistolet. On le poursuivit pour cet acte et il n'obtint son acquittement qu'en prouvant qu'il était sujet au somnambulisme.

Un élève du séminaire de Saint-Pons se lève au milieu de la nuit, se rend dans la chambre de l'un de ses professeurs et le frappe de trois coups de couteau qui, mal dirigés, n'atteignent que le matelas. C'était la première fois que le somnambulisme se manifestait chez ce jeune homme [1].

Le Dr Mesnet a rapporté l'histoire d'un jeune coiffeur qui se livrait à des vols incessants pendant ses crises et ce sont ces vols mêmes qui firent découvrir qu'il était somnambule.

Le somnambulisme peut revêtir des formes plus graves, jusqu'à persister des jours et des mois et former une seconde vie au cours de laquelle le sujet peut commettre, sans que sa personnalité normale y prenne part, tout un ensemble d'actes dangereux ou contraires à la morale, mais ce sont des cas qui relèvent des névroses majeures et dont nous n'avons pas à nous occuper.

⁂

En même temps que l'amour, s'éveillent les plus nobles sentiments de la nature humaine.

1. *Moniteur* du 2 juillet 1868.

C'est l'âge des dévouements, des désintéresse-
ments, des idées chevaleresques, des utopies généreuses. Chez les nerveux, le déséquilibre de la
sensibilité déforme plus ou moins ces tendances,
les exagère, ou les oriente dans la voie d'un mysticisme qui s'écarte de plus en plus des bornes
de la raison humaine.

Le mysticisme a des faces innombrables. Il n'in-
tervient jamais seul dans la vie mentale du jeune
homme ; il ne s'y montre qu'associé à d'autres
éléments psychiques qui lui viennent de son caractère, du temps, du milieu dans lequel il vit et
enfin de son éducation.

Le mystique doué d'émotivité et de scrupules
penchera vers la piété et la minutie des pratiques
religieuses qui lui procurent la paix intérieure ;
le mystique intelligent se tournera vers les grands
problèmes métaphysiques ; le mystique à imagination ardente versera peut-être dans les utopies
politiques et sociales. C'est ici que l'éducation doit
intervenir, non pas pour refouler complètement
ces tendances — elle n'en a pas le pouvoir —
mais pour les orienter dans une direction utile et
féconde. Encore n'y réussit-elle pas toujours. On
a vu autrefois une éducation trop exclusivement
religieuse faire des illuminés et des fanatiques,
et l'on voit aujourd'hui notre éducation philosophique faire des rêveurs humanitaires, des politi-
ciens sectaires et des anarchistes.

Abandonnées à elles-mêmes, les tendances mystiques peuvent cependant causer de profonds ravages dans l'esprit de l'adolescent, jusqu'à le con-

duire dans le chemin du crime. Les protagonistes
de l'action directe, les assassins politiques, certains bandits vulgaires sont des mystiques auxquels n'a manqué, le plus souvent, qu'une éducation rationnelle, modératrice et orthopédique,
c'est-à-dire adaptée à leurs tendances, pour en
faire des hommes sinon vertueux et bienfaisants,
du moins inoffensifs.

Il est remarquable que la carrière des mystiques agissants débute invariablement dans l'adolescence. La fougue, l'outrance, l'irréflexion, ou,
pour parler plus justement, l'effacement de la
raison devant l'impulsion de l'idée dominante y
est en effet nécessaire. Presque tous les magni-
cides, presque tous les criminels anarchistes sont
très jeunes. C'est dans l'adolescence que George
Fox eut l'intuition de sa mission divine.

Le bandit anarchiste Carrouy, qui s'empoisonna
il y a quelques mois en pleine Cour d'assises, avait
manifesté, à l'âge de quatorze ans, une vocation
sacerdotale ; mais son père s'y opposa. Pendant
qu'il s'imprégnait des dogmes libertaires, il prê-
chait avec ferveur à ses compagnons la doctrine
végétarienne. Soudy, autre fanfaron de l'anarchie,
confessa, dans ses écrits de la dernière heure, que
« s'il eût été aidé à longer le chemin si pénible de
la vie, il eût évolué dans un cycle meilleur ».

Le mysticisme voisine indifféremment avec la
pauvreté d'esprit et le génie. Le grand poète
Tolstoï se signala dans son enfance par une vive
sensibilité, de l'irritabilité nerveuse, de l'inégalité
d'humeur, des tendances excentriques. Dès l'ado-

lescence, sa mysticité foncière se révèle : son imagination ardente s'essaie à des rêves vagues de
bonheur inconnu, de fécilité universelle. Son idéal
tourne au gré de son humeur changeante. Les
mystères de l'infini et de l'immortalité l'occupent
un temps, puis il incline vers le doute, et il se
pose avec angoisse le problème de la réalité du
monde extérieur. A dix-huit ans, pénétré des
résolutions les plus hautes, il se prescrit une
règle de vie et impose à son activité les buts les
plus inaccessibles. Il rêve de résoudre par l'union
et l'amour toutes les questions humanitaires. A
ce moment éclate une crise de passions violentes
et de dissipations mondaines qui dure plusieurs
années. Puis le mysticisme reparaît, accompagné
de tristesses et d'inquiétudes. Il ne sait plus ni
ce qu'il doit faire, ni comment il doit vivre ; il
cherche, sans le découvrir, le but de la vie. Le
doute métaphysique lui apporte de nouvelles
angoisses qui font germer en son âme l'idée du
suicide. Quelques années s'écoulent dans ces per-
plexités, puis soudain, la lumière éclate dans son
esprit ; il a trouvé sa voie ; sa mission d'apôtre
commence.

Ce tableau succinct de la vie spirituelle de
Tolstoï, est, génie à part, celui des grands mystiques. Presque tous, avant de trouver leur voie,
ont passé par ces alternatives de tristesse, de dissipation, de sensualité et d'exaltation. Presque
tous ont deviné, dès l'âge où l'amour s'éveille au
cœur de l'homme, « qu'ils ne sont pas pour être
comme tout le monde », ainsi que l'écrivait Tols-

toï lui-même vers la fin de sa première période de doute métaphysique.

*
* *

Les tendances orgueilleuses sont à la base d'une foule d'états mentaux incorrects et méritent de nous arrêter un instant.

L'adolescent est naturellement orgueilleux, mais simplement, naïvement, sans y prendre garde. C'est la conséquence du bouillonnement des énergies qui s'éveillent en lui et de l'ivresse qu'elles provoquent. Mais cet orgueil se tempère de lui-même et cède devant les années et l'expérience de la vie. On peut compter dans une certaine mesure sur l'éducation pour en atténuer les effets. On doit même le réprimer sous peine de le voir devenir un défaut insupportable et gâter les meilleures qualités.

Mais, chez certains, l'orgueil se manifeste à la façon d'une tendance innée, d'une force inconsciente et irrésistible à qui toutes les facultés de l'intelligence sont asservies. Cette forme d'orgueil n'a échappé ni aux philosophes, ni aux moralistes. Descartes dit excellemment de l'orgueil qu'il est la passion de tous ceux qui conçoivent bonne opinion d'eux-mêmes sans que rien la justifie, et que le plus vicieux orgueil est lorsqu'on est orgueilleux sans aucun sujet [1]; et Bossuet le décrit en ces termes : « L'enflure du cœur, les yeux éle-

1. Descartes. *Œuvres morales et philosophiques.*

vés, se méconnaître, point de réflexion sur soi-
même [1]. »

Il s'allie au mysticisme pour créer les apôtres,
les messies, les justiciers, les fauteurs d'évangiles
nouveaux et bande en quelque sorte le ressort qui
le rend irrésistible. Mais il a d'autres aspects
qui ne sont pas moins intéressants à connaître.
Sans le contrepoids d'un jugement sain, d'un sens
critique moyennement développé, de tendances
morales suffisantes, il peut conduire aux aberrations les plus étranges.

Cette « enflure du cœur » est si naturelle à certains sujets qu'elle se manifeste dès leur plus
jeune âge, domine entièrement leur caractère, im-
prègne leur sensibilité et donne à leurs idées une
direction exclusive.

Ce sont ces orgueilleux qui, persuadés de l'excellence de leurs origines en arrivent à se croire
victimes d'une substitution d'enfant au berceau et
qui, sur ce thème fragile, construisent un roman
de naissance mystérieuse et de race princière.
Persuadés de la réalité de leurs rêveries, et qu'ils
subissent le préjudice d'une monstrueuse iniquité,
ils consacrent leur vie à des revendications qui
suscitent parfois dans le public des émotions profondes, divisent les citoyens en partis opposés et
passionnent les plus indifférents. Quelques-unes
de ces revendications ont fait surgir des problèmes historiques dont la solution semble reculer
à mesure que se multiplient les chercheurs et les

---

1. Bossuet, *Sermon sur l'ambition.*

documents. C'èst parmi ces orgueilleux-nés que
se recrutent les fausses princesses, les faux dau-
phins, les individus qui, forts de leurs droits imaginaires, et d'une bonne foi que le moindre doute
indigne, arrivent à force de dialectique confuse
et de vagues preuves amoncelées à faire partager
leur illusion à une quantité de personnes d'esprit
le plus divers et le moins disposé, semble-t-il, à
se laisser duper par de vaines apparences. Ces cas
extrêmes sont évidemment l'exception, mais nous
coudoyons dans le monde une foule d'hommes et
surtout de femmes qui sont irrésistiblement portés à se considérer comme d'une essence supérieure au reste de l'humanité, qui se complaisent
dans cette opinion, et qui, par leur attitude, leurs
prétentions, leur besoin de se mettre en évidence,
leur course éperdue aux distinctions et aux honneurs, trahissent l'irrésistible penchant de leur
nature morale.

On rencontre chez certains adolescents, une autre sorte d'orgueil qui se dissimule derrière des
apparences trompeuses de timidité, de taciturn-
nité, d'irritabilité et surtout de méfiance. Il y a
des orgueilleux à demi conscients qui sont, dans
une certaine mesure, capables de faire réflexion
sur eux-mêmes : ceux dont nous parlons s'ignorent absolument. Leur orgueil se double d'une
sorte d'émotivité spéciale qui fait que, rapportant
tout à eux-mêmes, ils sont incapables de toute
appréciation objective, de tout jugement impar-
tial. Ils n'aperçoivent le monde extérieur qu'à travers leur propre personnalité toujours inquiète,

toujours perplexe; d'où l'extrême susceptibilité de leur caractère. Ils cherchent dans la pensée de tout interlocuteur des intentions cachées, des critiques à leur adresse; et ils en trouvent, et ils s'indignent, et ils se révoltent, car ils ont posé en fait une fois pour toutes au fond d'eux-mêmes leur sincérité, la pureté de leurs intentions, la supériorité de leurs sentiments. De là à croire à leur supériorité intellectuelle il n'y a qu'un pas qu'ils finissent par franchir sans s'en douter. Alors eux, les purs, les impeccables, les intelligents entre tous, se sentent isolés et incompris en face de la collectivité à laquelle ils appartiennent et à laquelle ils ne s'adapteront jamais complètement.

Que penser de l'adolescent chez qui l'on verra percer les premiers signes de cette forme de l'orgueil? Cela dépendra de son intelligence et surtout de son caractère. Il fera un résigné, un misanthrope ou un révolté selon qu'il sera doux, chagrin ou d'humeur violente. Mais, quoi qu'il arrive, fût-il le bourreau inconscient de son entourage, vous ne le contemplerez jamais que dans une attitude de victime.

Enfin, l'orgueil est un travers habituel aux individus porteurs de défectuosités morales. Il s'allie chez eux avec la ruse, la duplicité, l'indélicatesse, la fourberie et le mensonge. Les jeunes gens appartenant à ce groupe d'orgueilleux aiment le luxe et le paraître; ils cherchent à se faire valoir par tous les moyens possibles; ils s'attribuent des origines distinguées, des talents imaginaires. Quelques-uns même n'hésitent pas à usurper des titres nobiliaires et à se faire passer pour des fils de famille afin de faire plus facilement des dupes.

Un court exemple donnera une idée suffisamment exacte de ce genre d'incorrection psychique. J'étais chargé récemment de donner un avis motivé sur la mentalité d'un jeune homme de vingt et un ans qui avait commis des actes d'indélicatesse en s'attribuant des qualités imaginaires pour se faire remettre de l'argent, et voici ce que m'apprit mon enquête. Ce garçon, dès son plus jeune âge, s'était montré différent des autres enfants ; il était bizarre, excité plus que de raison. Ses maîtres disaient de lui : « Il est intelligent, il n'a pas de méchanceté, mais il est particulier ; on ne peut le définir ; c'est un enfant à surveiller. » Jusqu'à quinze ans il suivit les écoles et remporta des succès. Il essaya ensuite de diverses professions sans autre résultat que de contracter des habitudes de dissipation et de cabaret. Sur les instances de ses parents il prit le brevet d'instituteur grâce auquel on put le caser dans l'enseignement privé, mais son instabilité l'y suivit au point qu'en dix-huit mois il passa successivement par trois résidences différentes. A dix-huit ans, on le força à s'engager. Au bout de quinze jours il avait déjà encouru de graves punitions pour avoir mystifié ses chefs à l'aide d'inventions et de mensonges afin d'obtenir des faveurs abusives. Après quelques mois, on le réforma comme impropre à la vie militaire. Revenu dans sa famille, c'est alors qu'il se mit à faire des dupes, en prenant des qualités et des titres imaginaires afin d'obtenir du crédit ou de se procurer de l'argent. Aux directeurs d'hôtels, il se présente comme le fils d'un personnage notable très connu dans le pays. A un particulier dont il a fait la connaissance dans un lieu public et qu'il a séduit par ses bonnes manières, il se donne comme un riche planteur du Congo. A quelques jeunes gens de famille dont il a fait la connaissance aux courses, il se donne pour le fils d'une marquise dont le nom jouit d'une grande notoriété dans un département voisin. Dans d'autres circonstances, il usurpe la qualité d'agent de la sûreté et se targue de ses accointances avec la police... A le voir, c'est un charmant garçon, de l'aspect le plus inoffensif du monde, mais il suffit de l'entretenir un instant pour constater l'indigence de son sens moral. A peine a-t-il donné les marques du plus sincère repentir qu'il rit au souvenir des bons tours qu'il a joués à ses dupes. Le fond de son caractère orgueilleux se fait jour en quelque sorte inconsciemment dans les explications qu'il donne de sa conduite coupable : « Sans doute, dit-il, les titres que je me suis donnés ne m'appartiennent pas, mais, que voulez-vous? ma mère m'a toujours dit que j'étais orgueilleux comme un paon ; c'est donc dans mon caractère d'être ainsi. D'ailleurs, ajoute-t-il, comme s'il voulait se persuader lui-même que ses imaginations ont un fonds de vérité, tout n'est pas faux dans mes prétentions à la noblesse. Mon bisaïeul, autrefois, a combattu dans les guerres de Vendée, et pendant ce temps-là au moins, il devait être noble ! »

C'est ainsi que, comme nous l'avons noté ailleurs, l'orgueil, chez ces adolescents incorrects, ne va jamais seul et qu'il s'allie à tout un cortège de perversions 'affectives et d'infirmités morales.

*
* *

Une des conséquences de l'évolution mentale de l'adolescent est l'instabilité. Elle résulte d'un besoin irrésistible de changement et d'impressions nouvelles, d'une curiosité toute neuve, d'une humeur capricieuse. L'adolescent se passionne tour à tour pour les jeux et pour l'étude, mais sa passion est mobile, et ce ne sont longtemps ni les mêmes études, ni les mêmes jeux qui l'arrêtent. Ses sentiments participent à ce manque d'équilibre. Il est prompt à la joie et à la tristesse, à l'enthousiasme et au découragement. Ses aspirations se tournent en peu de temps vers les horizons les plus opposés.

Herbart a fait remarquer que certains adolescents apprennent tous les mois un nouvel instrument, étudient une nouvelle langue, fréquentent aujourd'hui six cours, demain étudient tout seuls et après demain partent en voyage. Ce sont les mêmes qui plus tard, se sentent attirés vers les carrières les plus opposées, multiplient les essais et n'arrivent que tardivement à cette stabilité d'esprit qui leur permet de se faire une place dans la société. Jules Lemaître nous a donné une amusante silhouette de cette instabilité psychique jointe à une grande bizarrerie dans son prince

Renaud, dont l'enfance paresseuse et peu surveil-
lée n'avait fait que des études capricieuses et in-
complètes : « C'est ainsi qu'il avait senti et embrassé
avec une vivacité extraordinaire certaines parties
de l'histoire, de la poésie ou du rêve du passé,
non les plus simples, mais les plus somptueuses et
les plus tourmentées : la Rome d'Héliogabale, la
Byzance de Théodora, l'Alexandrie des hérésies
gnostiques et des maladies nerveuses, et, généralement tous les écrivains de décadence, ceux dont
l'impuissance semble toujours en gésine de quelque chose d'inexprimable [1]. »

Mais tout cela, chez la plupart, n'a qu'un temps.
Peu à peu, le caractère et la personnalité se forment, les goûts se décident et les tendances s'o-
rientent d'une façon précise vers un but défini.

Quelques-uns, cependant, persistent dans ces
dispositions et, selon leur niveau intellectuel, leur
sensibilité, le degré de leur moralité innée ou ac-
quise, composent cette famille d'*instables* dont
les types sont nombreux et disparates. Ne pouvant
songer à les décrire tous, nous nous contenterons
de quelques indications générales.

La forme la plus simple est l'instabilité qui
consiste surtout dans un besoin instinctif de mouvement. Il y a des jeunes gens qui, même avant
d'être arrivés à l'adolescence, manifestent une
tendance irrésistible à changer de place, à voir
des lieux nouveaux, à marcher, à aller devant soi.
On voit des enfants, des adolescents s'échapper

----

1. Jules Lemaître, *Les Rois*.

de la maison paternelle et se rendre impulsivement dans des villes éloignées sans préparatifs, sans but, sans argent, ne sachant dire pourquoi ils y sont venus. Un adolescent, pris entre quinze et seize ans de l'envie de « voyager », se rend une première fois au chef-lieu du département où on le retrouve fort embarrassé de sa personne. Quelque temps après il fait deux fugues successives dans le département voisin, puis une troisième dans un endroit plus éloigné, d'où on le ramène encore dans sa famille. Une quatrième fois, instruit par l'expérience, il dérobe quatre-vingts francs et s'enfuit à l'autre bout de la France où l'on eut cette fois quelque peine à le retrouver.

C'est naturellement dans les familles de nerveux que se rencontrent ce besoin impérieux de déplacement et d'aventures. L'un des frères de l'écrivain opiomane Thomas de Quincey, s'étant enfui de son collège, s'engagea sur une baleinière pour courir le monde et fut pris par des pirates. Thomas lui-même déserta un beau jour le toit familial et se mit à errer dans le pays de Galles en se livrant sur son chemin à des excentricités de collégien mal équilibré. Le soir, il couchait sur le sol ou campait sous une sorte de tente pas plus grande qu'un parapluie, qu'il s'était fabriquée avec une canne et un morceau de toile à voile.

Ce besoin, chez quelques individus, prend périodiquement les caractères d'une crise obsédante accompagnée de tristesse, d'inquiétude et enfin d'une angoisse irrésistible. Nous n'y insisterons pas, car ce serait entrer dans le domaine de la pathologie.

Chez l'instable que nous coudoyons dans la vie, les choses se passent plus simplement : il n'a ni angoisse ni lutte ; il fait, par boutades, quelques efforts pour concilier son besoin de changement avec les exigences de la vie, mais s'il n'y peut arriver, il s'abandonne bientôt entièrement à son penchant sans plus longtemps se soucier des conséquences. La plupart des vagabonds professionnels (et on en rencontre dans toutes les classes de la société) appartient à ce type. Ce sont en majeure partie des individus sans énergie, sans volonté, incapables de tout effort suivi, d'humeur tour à tour exaltée et déprimée. Au début de leur carrière errante, ils ont, comme Hercule, à faire un choix entre deux chemins, et c'est leur moralité qui décide. Les uns, doués de mauvais instincts, obliquent vers le vice et la criminalité ; les autres, à tendances morales innées, restent dans la voie de l'honnêteté, sinon de la vertu. Ce sont souvent des esprits légers, non sans poésie, grands liseurs, rêveurs, mystiques, à qui il n'a peut-être manqué qu'une instruction suffisante et des moyens d'existence assurés pour faire dans le monde figure d'originaux, voire de grands hommes. Et en écrivant ces lignes, je pense encore à Jean-Jacques Rousseau. On me pardonnera d'évoquer si souvent le nom de cet homme extraordinaire qui ne fut pas seulement un grand écrivain, un grand philosophe, mais encore un type absolument hors pair de déséquilibré. Il fut précisément un de ces

chemineaux ni tristes ni inquiets que grisent les
espaces libres et qui cèdent à un besoin instinctif
de changement et de locomotion.

Cette singularité était un mal héréditaire dans
sa famille. Il en a tracé l'esquisse psychologique
la plus captivante qui se puisse imaginer. Il avait
dix-neuf ans, et, depuis plusieurs années déjà, avait
déserté son pays natal quand il fit sa première
fugue : « J'abandonnai sans regret mon protec-
teur, mon précepteur, mes études, mes espéran-
ces, et l'attente d'une fortune presque assurée
pour commencer la vie d'un vrai vagabond. Adieu
la capitale ; adieu la cour, l'ambition, la vanité,
l'amour, les belles, et toutes les grandes aventures dont l'espoir m'avait amené l'année précédente.
Je pars le cœur saturé de joie et ne songeant qu'à
jouir de cette ambulante félicité à laquelle j'avais
tout à coup borné mes brillants projets [1]. » Nous
ne saurions rien ajouter qui ne déparât ce passage et n'en obscurcît la vérité générale.

Il y a bien d'autres formes d'instabilité mentale, depuis celle de ces jeunes gens qui doués
d'un optimisme diffus et irréductible, s'engagent
dans la vie en comptant sur la chance et leur
bonne mine, n'ayant ni idées claires, ni goûts, ni
préférences, ni but, ni idéal et qui essayent tous
les métiers sans pouvoir se fixer à aucun, jusqu'à
ces indomptables que leur impatience de toute
contrainte et leur mobilité d'humeur pousse sur
le chemin des aventures ; jusqu'à ces impulsifs,

1. J.-J. Rousseau. *Confessions.*

enfin, qui s'engagent, désertent, subissent les ava-
tars les plus invraisemblables pour finir par la
délinquance et parfois le crime. Notre but n'étant
point de les décrire, qu'il nous suffise de les signaler.

.
. .

Je ne dirai qu'un mot des dissipés, des prodigues, des joueurs et des buveurs. Leurs tendances dérivent incontestablement de dispositions nerveuses plus ou moins anormales mais
elles sont assez connues de tout le monde pour ne
pas nécessiter de longs développements.

La dissipation, la prodigalité ont le plus souvent pour satellites la vanité, l'instabilité, la faiblesse du sens moral et parfois de l'intelligence.
Elles sont singulièrement favorisées par une
mauvaise éducation. Tel est le cas de ces fils de
famille dont la fonction sociale semble être uniquement de rendre à la circulation les richesses
accumulées par leurs parents.

La passion du jeu se rencontre comme corollaire de la prodigalité et de l'imprévoyance. Elle
est la conséquence d'une certaine impulsivité,
d'un appétit d'émotions malsaines, d'une disposition instinctive à subir l'attrait du risque et de
l'inconnu. Les joueurs, en général, sont légers,
manquent de qualités solides et sont souvent d'une
moralité peu sûre.

Quant aux buveurs, si leur appétit des liqueurs
fortes est le plus souvent la conséquence d'une habitude devenue impérieuse et irrésistible, il n'en

tire pas moins son origine première d'une disposition particulière du système nerveux. L'alcool,
a-t-on dit justement, est la pierre de touche des
fonctions cérébrales, ce qui veut dire qu'un cerveau bien équilibré est moins facilement influencé
qu'un autre par le poison et sait mieux résister à
son action délétère. Les excès précoces sont d'autant plus dangereux qu'ils se produisent à un moment où, grâce à une susceptibilité particulière des
centres nerveux, le besoin morbide peut le plus
facilement se former et prendre racine. Une fois ce
besoin créé, le buveur ne résiste pas plus au premier verre que le morphinomane ou le cocaïno-
mane ne résiste à la première piqûre. Les moins
prédisposés ont chance de devenir des ivrognes ;
les vrais déséquilibrés iront peut-être jusqu'à la
dipsomanie pour peu qu'ils comptent quelque
buveur invétéré parmi leurs ascendants. Il semble,
en effet, que dans les centres nerveux où se localisent ces appétits, les cellules cérébrales aient
tendance à acquérir des propriétés héréditaires.

L'éducation peut élever contre l'ivrognerie une
barrière efficace en créant des habitudes de so-
briété et en développant la volonté et le caractère : elle est impuissante contre la dipsomanie
qui prend rang parmi les psychoses paroxystiques[1].

Les habitudes ébrieuses ont des conséquences
désastreuses : elles abâtardissent la race et elles

1. « Les ivrognes, a dit Trélat, sont des gens qui s'enivrent
quand ils en trouvent l'occasion ; les dipsomanes sont des gens
qui s'enivrent toutes les fois que leur accès les prend. »

tendent à détruire, dans les générations à venir,
le patrimoine des acquisitions morales qui nous
vient des ancêtres. L'effrayante criminalité juvénile de notre époque est en grande partie la conséquence des habitudes alcooliques précoces. Les
simples délits eux-mêmes ont souvent la même
origine. L'alcool est le plus puissant agent de
perturbation mentale, le plus énergique évocateur
des tendances constitutionnelles anormales. Il li-
bère les mauvais instincts et les tendances vicieuses en supprimant la résistance que, dans l'état
normal, la conscience oppose à l'exécution des
actes contraires aux mœurs, au code et à la morale.

VI

L'adolescence

(Suite)

LA JEUNE FILLE

La fonction cataméniale. Son action sur le moral et l'intelligence de la jeune fille. Troubles nerveux sensoriels et moteurs. Troubles psychiques: obsessions, impulsions, délire. — Arrêt prématuré de l'évolution psychique. Infantilisme intellectuel.— Instabilité du caractère et de la sensibilité.— Trouble de l'émotivité : ses conséquences. Etats obsédants : variétés et fréquence.—Etats convulsifs. L'attaque de nerfs. Son mécanisme : idées fixes subconscientes ; inconsistance de la personnalité ; particularités du caractère. — Paradoxe de la sensibilité. Réactions émotives disproportionnées et incohérentes. Le besoin des larmes. La soif du dévouement. Différences entre émotivité et sensibilité. — Tendances sentimentales et romanesques. Idéalisme vague. Instabilité psychique. Inadaptabilité à la vie pratique.—Sentiments religieux déviés. Aberrations mystiques. Nécessité d'une direction spirituelle. — L'orgueil et les idées de grandeur. — Le mensonge et ses aspects : mélange de rêve et de réalité. Mythomanie. Inventions perverses. Simulation.—Impulsions kleptomaniaques.

Le temps pendant lequel s'achève l'évolution de l'enfant dans la jeune fille est une période critique et décisive pour le reste de l'existence. Les éducateurs ne s'y sont pas trompés. Ils constatent à l'envi que la transformation est parfois si profonde que tous les calculs que l'on avait pu faire, toutes les idées que l'on avait pu se former sur certaines d'entre elles sont bouleversées. Ils n'ont pas été moins frappés de la fréquence, chez les jeunes filles en formation, des manifestations du nervosisme et n'ont pas manqué de les décrire. Mgr Dupanloup a remarqué à ce moment « un état de fatigue, d'inquiétude, d'agitation singulière ; quelque chose d'incohérent dans la pensée, de vague et de saccadé dans les désirs, de bizarre dans les goûts ». En même temps les facultés semblent s'engourdir, le travail intellectuel devient pénible, l'attention diminue, la mémoire est paresseuse. Le caractère perd de sa souplesse, est moins enclin à l'obéissance. « Je ne sais quoi d'indocile, d'indépendant, de hautain, d'impertinent » se révèle dans leur nouvelle manière d'être. Enfin l'imagination s'éveille, la sensibilité s'exalte, le cœur déborde et cherche à s'épancher dans des amitiés qui seront éternelles, et les passions commencent à fermenter sourdement.

C'est évidemment dans les modifications organiques qui accompagnent l'avènement de la sexualité qu'il faut chercher l'origine de ces transformations. Nous avons vu quelle importance elles prennent dans l'apparition des troubles nerveux du jeune homme et combien les formes en sont variées et complexes. L'importance n'en est pas moindre chez la jeune fille, mais pour des raisons physiologiques qu'il est inutile d'exposer ici, ils sont plus généraux, moins systématiques.

Les organes n'y prennent pas une part aussi directe ; ce n'est qu'après le mariage que l'émotivité féminine commence à s'exercer à leur sujet.

L'une des causes les plus actives en même temps que les plus générales de perturbations nerveuses chez la jeune fille est la fonction cataméniale. Elle est fréquemment l'occasion de troubles nombreux intéressant un peu l'intelligence, sans doute, mais surtout le caractère et la sensibilité morale. C'est de la dépression physique et intellectuelle, une tendance à la tristesse, une certaine altération des sentiments et de l'affectivité, de l'énervement, des bizarreries d'humeur, des crises nerveuses à l'occasion de contrariétés qu'en un autre temps elles supporteraient sans beaucoup s'en soucier. D'autres sont irritables, acariâtres et d'humeur difficile. Quelques-unes se montrent au contraire excitées, vaniteuses, uniquement occupées de leur personne et coquettes jusqu'à la provocation.

La coquetterie est une tendance innée chez les femmes. Elle est en quelque sorte le corollaire de ce besoin de plaire et d'être aimées que la nature a mis en elles ; mais cet instinct se révèle souvent sous des aspects qui en sont une sorte de perversion. Chez les jeunes filles dont nous venons de parler, il se présente sous une forme quasi brutale et se confond presque avec l'érotisme. Chez d'autres dont le cœur est froid et où domine l'égoïsme, ce n'est qu'une forme de la vanité et du désir d'attirer les regards et l'admiration, afin qu'on s'occupe d'elles. Cette sorte de

coquetterie s'allie ordinairement à une faible
moralité et à d'assez mauvais instincts. « J'ai
quelquefois réfléchi, écrit Duclos, sur l'espèce de
conquêtes qui nourrit la vanité des hommes et
j'ai remarqué que la plupart des femmes qui font le
sujet de leur triomphe ont le cœur froid, les sens
assez tranquilles et la tête déréglée [1]. » La co-
quette a servi plus d'une fois de modèle aux
dramaturges et aux romanciers. Avec de l'esprit
et de la grâce, c'est Célimène. Avec de la perversité, c'est l'héroïne d'Alphonse Daudet : « un
enfant détraqué, avec tout le pervers, tout le
mauvais de l'enfant, ses instincts de tricherie, de
menterie, de taquinerie, de lâcheté. »

Mais revenons à l'influence de la fonction cataméniale sur l'intelligence et la sensibilité de certaines jeunes filles. Cette influence peut avoir une
importance plus grande et se traduire par des
phénomènes de plus de gravité. Un auteur [2] qui
a fait de ces troubles une étude particulière, cite
des cas de perversion de l'odorat et du goût, des
troubles de l'ouïe et de la vue. Une jeune fille
était, durant sa période spéciale, atteinte de surdité.
Une autre, pendant les six semaines qui précédè-
rent la première manifestation de la fonction, fut
privée de la vue tous les matins. Les évanouissements, les syncopes ne sont pas rares ; il parle
d'une jeune fille qui avait dix syncopes par jour ;

---

1. Duclos. *Mémoires sur les mœurs du XVIII⁰ siècle*. Paris,
1751.
2. Brierre de Boismont. *De la menstruation*. Paris, 1842,

d'une autre qui tombait raide comme une barre
de fer ; d'une troisième, qui chancelait comme
une femme ivre. Un des cas les plus curieux dont
il donne la relation concerne une jeune fille de
quinze ans qui fut atteinte d'accidents convulsifs
bizarres ; à chaque instant elle exécutait des cul-
butes. Quant aux grandes crises de nerfs à forme
convulsive, c'est peut être la plus fréquente et la
plus banale de toutes ces réactions névropathiques.

Au point de vue psychique, si l'éruption cataméniale rétablit parfois une santé troublée, le contraire s'observe beaucoup plus communément.
Chez certaines jeunes filles, le retour de cette
fonction est toujours un temps d'orage et cette
disposition devient assez ordinairement constitutionnelle. Chez d'autres, elle est l'occasion du retour assez régulier d'un état mental particulier
consistant surtout en des obsessions et des impulsions dont nous avons déjà parlé et sur lesquelles nous reviendrons bientôt. Rappelons seulement que ces derniers phénomènes peuvent
être d'une extrême gravité, et avoir pour objet
l'incendie, le vol, le suicide et l'homicide. Morel
fait remarquer que la réalisation de ces impulsions dangereuses est favorisée par une sorte
d'hébétude intellectuelle et que la conscience
semble n'y prendre aucune part : c'est une cons-
tatation que tous les spécialistes ont pu faire et,
dans un certain nombre de cas, on peut même
invoquer l'existence, au moment de l'acte, d'un
véritable dédoublement de la personnalité.

Enfin, ajoutons pour terminer que la fonction
cataméniale est parfois la cause déterminante
d'explosions délirantes plus ou moins graves et
de véritables psychoses.

＊
＊ ＊

Nous avons vu tout à l'heure Alphonse Daudet
traiter son héroïne d'enfant détraqué et lui attribuer tous les défauts de la mentalité infantile. Il
ne s'agit, de la part du poète, ni d'exagération,
ni de métaphore ; son observation est l'expression même de la réalité. Chez certaines jeunes
filles, pendant la période quelquefois longue où
le corps achève péniblement de se développer,
les facultés mentales cessent de progresser. Nous
trouvons là ce trouble de l'évolution, ce déséquilibre, cet arrêt de développement dont nous
avons tant de fois parlé déjà et qui est à l'origine de la plupart des imperfections et des anomalies nerveuses. Un père me disait un jour à
propos de sa fille, âgée de vingt ans, qui souffrait d'obsessions et d'idées fixes : « Elle est encore enfant pour son âge », voulant traduire par
ce langage les réactions capricieuses de son humeur, l'instabilité de ses idées et son absence de
jugement. Et il ajoutait, sur la manière dont elle
se comportait dans la vie : « Il ne lui faut ni trop
de joies ni trop de peines » ; ce qui ne saurait
exprimer autre chose que le manque d'équilibre
de son système nerveux. Si nous complétons par
notre impression personnelle les observations de

ce père clairvoyant, nous ajouterons que cette
jeune fille était destinée à persister dans cet état
d'infantilisme psychologique relatif, qui est, en
définitive, un véritable arrêt de développement.

La jeune fille est plus coutumière peut-être de
ces arrêts d'évolution organique que l'adolescent
pour cette raison que, normalement, son évolution psychique et mentale est plus rapide et s'arrête plus tôt. C'est cette idée que Schopenhauer
a voulu exprimer quand il a dit, sans bienveil-
lance et avec assez d'inexactitude, d'ailleurs, que la
femme n'a jamais qu'une intelligence de dix-huit
ans. D'une façon générale, l'intelligence de la
femme est très vive, très déliée, et dans les choses ordinaires de la vie, aussi développée que
celle de l'homme, bien que d'une façon différente.
Mais elle manque d'ampleur et de profondeur ;
elle est habituellement fermée à l'abstrait, aux
idées générales. Elle est surtout faite de finesse,
de divination, d'intuition, et se rapproche d'autant plus de l'instinct qu'elle s'écarte davantage
de la réflexion et de la pure raison. Elle est
tout entière sous l'empire de la sensibilité, et
c'est là encore une cause irrémédiable de faiblesse quand cette sensibilité est trop vibrante et
manque de dessous et de profondeur. D'où l'instabilité des sentiments, le manque de personnalité, l'invincible penchant à rapporter tout à soi,
qui sont précisément ce qui caractérise la mentalité infantile.

L'arrêt prématuré de l'évolution psychologique
est donc un fait capital et donne la clef de la plu-

part des anomalies et des incorrections qui caractérisent, à des degrés divers, la mentalité de certaines jeunes filles nerveuses. On peut résumer et grouper en quelques lignes les principaux traits de cet état mental.

De ce que leur développement psychologique se suspend trop tôt, il résulte, non pas que leur intelligence soit insuffisante, mais simplement qu'elle n'arrive pas à sa complète maturité. Elles sont souvent, en effet, d'esprit vif et délié et même subtil, d'une conversation aisée et même agréable ; mais elles manquent de réflexion, de jugement et surtout d'idées personnelles ; celles qu'elles expriment sont subordonnées à leurs impressions du moment, à leur désir de plaire ou de mortifier, à un besoin instinctif de contredire ou de se faire remarquer, de se mettre en évidence. Ce qu'elles pensent, on ne le sait jamais ; elles ne le savent jamais bien elles-mêmes parce qu'elles ne pensent qu'au fur et à mesure de leurs impressions, que celles-ci sont mobiles et fugitives, et qu'elles ont au plus haut point l'esprit de dissimulation.

Leur caractère n'offre pas moins d'instabilité. Capricieuses, versatiles et fantasques, elles passent sans transition de la joie à la tristesse, du rire aux larmes, d'un babil étourdissant à un mutisme rêveur et découragé. Leur humeur change, a-t-on dit, comme les vues d'un kaléidoscope. Aujourd'hui aimables et gracieuses, elles seront demain irritables, susceptibles, revêches, taquines par système, mécontentes de tout. Elles éprouvent des

antipathies soudaines pour les gens qu'elles ai-
maient la veille et s'engouent avec la même facilité pour d'autres qui leur étaient indifférents.

Elles manquent de sensibilité foncière, mais
sont extrêmement émotives et impressionnables,
ce qui explique leur nervosité, leurs crises de
nerfs et leurs idées fixes. Leurs sentiments ne sont
ni plus profonds, ni plus stables : ils ne répondent presque jamais exactement à leur objet en
ce sens qu'insensibles parfois dans les circonstances où les personnes normales sont vivement
émues, elles se montrent profondément affectées
à propos de choses insignifiantes et futiles.

Bien que sans volonté et d'une suggestibilité
extrême, au point qu'elles subissent aussi facilement les entraînements vers le mal que vers le
bien, elles font preuve, dans de certaines circonstances, par exemple dans le mensonge et la simulation, d'une persévérance et d'une ténacité
extraordinaire qu'on a justement qualifiée de catalepsie de l'intelligence.

Enfin, pour peu qu'elles soient dénuées de sens
moral, elles se trouvent sans défense contre les
suggestions du vice et de la criminalité, et c'est
sans résistance qu'elles cèdent aux impulsions
perverses de leur nature incomplète et déséquilibrée.

*
* *

La sensibilité, chez la jeune fille, est la faculté
dominante. Elle tient dans sa vie une place absolument prépondérante. La vivacité de ses émo-

tions n'a d'égale que leur continuité. Or le rôle
des émotions dans la genèse des troubles nerveux,
est immense. Aussi dans les cas extrêmes, cette
sorte d'infirmité a-t-elle des conséquences très
importantes dont les principales sont des troubles
de l'attention, des défaillances de la mémoire,
l'insuffisance de la volonté, l'impossibilité de réfléchir, de revenir sur soi-même, d'apprécier, de
juger, de prendre une notion nette et exacte de
la réalité ; d'où un manque de cohésion des faits
de conscience qui composent la personnalité et la
facilité avec laquelle l'émotion les dissocie et les
rend plus ou moins étrangers les uns aux autres.

Suivant la façon dont ils se groupent, ces phénomènes entraînent chez beaucoup de jeunes filles
des perturbations de la vie mentale dont il importe d'autant plus d'indiquer les principales
qu'elles sont d'une fréquence insoupçonnée.

Dans un premier groupe, l'émotivité est faite
de crainte, de pusillanimité, de scrupules. Elle
s'exerce à propos des choses les plus insignifiantes et s'oppose au libre exercice de la raison. Le
jugement en est plus ou moins troublé. La conscience de ce trouble entre en jeu à son tour pour
augmenter l'émotivité : c'est un véritable cercle
vicieux dont l'esprit ne peut pas sortir et dans
lequel il risque de plus en plus de perdre le sens
de la réalité.

C'est souvent à propos des choses de la religion
que s'exerce cette tendance aux scrupules. Une
jeune fille, en méditant sur la communion, pense
tout à coup : si j'allais laisser tomber l'hostie ?

Cette idée peut la conduire à un état de doute angoissant pendant lequel elle sera le jouet de toutes sortes d'idées de sacrilège et de craintes ayant trait à la religion ; la pureté, la modestie, l'abstinence, les prières, deviendront le thème de ses préoccupations obsédantes. Par contraste, les choses les plus saintes à ses yeux éveilleront dans son esprit des idées grossières, des images obscènes, des blasphèmes et des insultes à la divinité.

La manie du doute, la crainte des contacts n'est pas moins fréquente chez les jeunes filles que chez les adolescents. Tout au plus la physionomie en est-elle un peu différente, les objets sur lesquels elles s'exercent n'étant pas les mêmes.

A celle-ci, la vue d'un instrument tranchant suggérera soudain l'idée de commettre un crime. A partir de ce moment, elle ne pourra, sans frissonner et sans s'imaginer des scènes de meurtre où elle joue le rôle actif, apercevoir un couteau, même de loin.

Voici celle qui a peur des aiguilles et des épingles et qui s'imagine en voir partout, en faire tomber dans tout, non seulement dans les objets qu'elle touche, mais dans tout récipient qu'elle aperçoit de loin, verres, tasses, bouteilles, ustensiles de cuisine.

Cette autre est hantée par l'idée du suicide et ne peut se soustraire au besoin de réaliser en pensée cet acte qu'elle juge abominable et qui lui fait horreur. Tous les actes contraires à la morale qui peuvent s'offrir par moments à l'esprit des personnes les plus honnêtes, lui susciteront des scrupules, des angoisses et des impulsions à les commettre. Une jeune fille sortait en pleurant du cabinet de son médecin. Celui-ci s'informa de la cause de ses larmes : « C'est, dit-elle, que je me suis vue vous donnant un coup de poignard quand vous m'avez refusé le traitement que j'espérais que vous m'ordonneriez ». Une autre écrivait : « A la mort de mon père, je fus atteinte d'anémie cérébrale au point que le fait de regarder une gravure ou de parcourir un journal me fatiguait. Quelques jours de repos me rétablirent, mais l'ébranlement avait-il été trop fort ? Je ressentis alors certaines pensées qui me font de la peine encore aujourd'hui. J'eus par moment l'envie de frapper, et cela sans déraisonner, sans colère, sans rancune, sans désir aucun de mal faire. Ces pensées n'avaient pas assez d'insistance pour se traduire en actes, mais elles me peinaient considérablement ». Cette jeune fille ne tarda pas à se rétablir.

Il n'est pas sans intérêt de constater que ces troubles de l'émotivité se produisent souvent après des ébranlements plus ou moins profonds de la santé générale, et de rappeler le rôle important qui revient, dans l'éclosion de ces phénomènes, à l'apparition de la fonction périodique.

Voici encore celles qui ont la honte de leur corps et qui se mettent à restreindre progressivement leur alimentation parce que leur pudeur s'est alarmée des modifications qui se sont produites en elles et du développement qu'ont pris

certaines parties de leur personne. D'autres cessent peu à peu de se nourrir parce qu'elles vou-
draient rester enfants pour ne point être privées
de caresses et de gâteries, ou parce qu'elles ont
conçu de l'horreur pour la chair des animaux, ou
parce qu'elles ont peur de se dilater l'estomac et
de contracter des maladies de cet organe, ou encore pour imiter telle ou telle personne de leur
entourage qui a passé par une crise analogue. Il
y a aussi celles qui cèdent au désir malicieux d'inquiéter leur famille, de se faire plaindre, de se
rendre intéressantes. La liste de ces scrupules et
de ces craintes pourrait s'allonger encore.

Cette abstinence systématique peut conduire
aux pires complications : l'appétit se perd, la sensation de la faim disparaît et l'inanition peut en
être la conséquence. Cependant, à la détérioration
lente, mais cependant progressive de la santé générale, correspond un état mental singulier fait
d'entêtement et d'indifférence que rien ne semble
susceptible de modifier.

Si, heureusement, peu de personnes arrivent
aux états extrêmes de doute et de craintes morbides et d'idées fixes dont les exemples que nous
venons de citer ne sauraient donner l'idée, il y en
a des légions dont l'esprit est ainsi fait qu'elles
ne peuvent se défendre absolument d'appréhensions ridicules et puériles. Combien d'enfants
scrupuleux à l'excès ont peur d'être damnés, d'être
enterrés vifs, d'être la cause involontaire de mal
pour les autres, de ne point remplir exactement
leurs devoirs, et qui, pour retrouver la paix de

l'esprit, font des promesses, des vœux, des gestes, prononcent des mots qui ont la valeur d'un pacte ou d'une conjuration? Il y a là comme une sorte d'état mental réversif, quelque chose d'analogue aux pratiques superstitieuses des peuples primitifs qui, dans la crainte où les plongent les forces de la nature dont ils ne peuvent pénétrer les secrets, ont recours pour se protéger contre elles à l'influence magique des nombres, des mots et des rites.

*
* *

Dans le second groupe, l'émotivité se manifeste par des réactions plus ou moins violentes qui prennent la forme d'attaques convulsives. Nous avons déjà parlé de ces accidents nerveux à propos de la puberté, mais il faut nous y arrêter un moment encore en raison de leur importance.

L'attaque est tantôt immédiate, tantôt séparée par quelque intervalle de l'émotion qui en est la cause provocatrice et qui est toujours un choc mental : une peur, une contrariété vive, un chagrin intime. Beaucoup de jeunes filles ont leur première attaque à l'occasion d'une peine d'amour : obstacle à quelque projet d'union ; éloignement, abandon ou mort de l'objet aimé. Cette attaque consiste en une grande agitation motrice d'un aspect parfois impressionnant, mais superficielle et sans gravité au point de vue de la santé générale. Une sensation de gêne qui commence ordinairement dans les parties inférieures du corps, s'élève peu à peu à l'épigastre et de là à la gorge où elle provoque un sentiment intolérable de suffocation : c'est le signal de la crise d'agitation motrice qui est le plus souvent de courte durée. On a cherché à pénétrer le sens de cet orage viscéral et musculaire, et quelques-uns ont cru n'y voir, simplement, que l'exagération des phénomènes principaux par lesquels se manifestent habituellement les impressions morales vives ou pénibles chez les personnes normales.

Le véritable intérêt de ces crises est dans l'état mental qui les accompagne et qui est la conséquence d'une forme particulière de l'émotivité chez les jeunes filles qui en sont atteintes.

L'impressionnabilité excessive favorise la production de l'état de choc, c'est-à-dire de l'aptitude à rester plus ou moins longtemps sous l'influence de l'émotion produite, qui passe à l'état d'idée fixe. Dans le groupe que nous avons tout d'abord étudié, l'idée fixe s'empare peu à peu de la conscience, l'asservit et, par moments l'emplit tout entière, faisant obstacle au libre fonctionnement des facultés mentales. Le sujet assiste plus ou moins impuissant au petit drame qui se déroule dans son esprit ; il a pleine conscience de l'absurdité de l'idée fixe qui l'accapare, mais il ne peut s'en délivrer. Le moindre incident, une fatigue, une impression fugitive, une simple association d'idées suffit à raviver l'état émotif et à réveiller l'idée fixe. Dans le groupe que nous étudions en ce moment, l'idée fixe semble s'être formée en dehors de la conscience et en reste séparée. De là vient qu'au sortir de l'attaque, la jeune fille n'a

conservé aucun souvenir apparent non seulement
de la crise elle-même, mais encore du contenu de
son esprit pendant cette crise, de ses paroles et
de ses actes. Ce n'est là que l'exagération d'une
tendance naturelle de sa mentalité, qui ne peut
embrasser dans un même moment qu'un nombre
restreint d'états de conscience et qui semble oublier de préférence ceux qui lui sont pénibles. Mais
en réalité, ils ne sont pas oubliés ; ils ne sont que
refoulés hors de la conscience et, lorsqu'ils y sont
rappelés, soit par quelque circonstance extérieure,
soit par quelque rêverie subconsciente, ils y entrent avec fracas, et y causent un tel désarroi que
pour y échapper le sujet s'abstrait brusquement
de sa personnalité normale et se réfugie dans la
crise de nerfs, qui n'est en somme que la revivis-
cence de son idée fixe, l'évocation de son chagrin
et l'expression de son désespoir.

Les jeunes filles dont nous parlons révèlent dès
leur enfance cette imperfection de leur esprit par
des signes significatifs. Elles sont très impressionnables, très susceptibles, réagissent aux émotions
par des spasmes, des altérations momentanées du
caractère, des crises de larmes incoercibles, des
désespoirs bruyants. Elles sont sujettes à des rêves qui laissent des traces profondes dans leur esprit et qu'elles confondent parfois avec la réalité.
Avec tous les attributs d'une intelligence ordinaire,
elles sont incapables de distinguer nettement ce
qui existe réellement de ce qu'elles ont imaginé.
En un mot, leur personnalité manque d'unité et
se dissocie avec une extrême facilité. Elles excel-

lent, comme dit un neurologiste, à donner le cachet de la réalité aux fantômes de leur imagination vagabonde [1].

Ces manifestations bruyantes et théâtrales de la crise convulsive et du délire qui parfois l'accompagne, très étendues en surface, le sont heureusement moins en profondeur. Aussi quelques mesures d'hygiène morale, comme le changement de milieu ou l'isolement, suffisent le plus souvent à les faire disparaître. Au contraire, la sollicitude éplorée de l'entourage les entretient et les active. La jeune névropathe, sans bien se l'avouer, peut-être même sans s'en rendre compte, a un penchant naturel à se rendre intéressante, à désirer qu'on s'occupe d'elle, à jouer un rôle impressionnant. Il importe de se pénétrer de cette notion et d'agir en conséquence.

*
* *

Un des caractères de cette émotivité est d'être capricieuse et en quelque sorte paradoxale. Chez une personne d'une sensibilité normale, les réactions émotives sont toujours exactement proportionnées à leur objet : légères, fugitives dans les petites choses ; grandes, profondes, durables dans les grandes. Chez celles qui nous occupent, il est ordinaire de voir cet équilibre renversé. Elles ont des accès de désespoir pour les motifs les plus futiles, des ébranlements nerveux prolongés à l'oc-

1. Dubois. *Les psychonévroses et leur traitement moral.* Paris, 1909.

casion d'une contrariété banale, d'une déception, d'un petit chagrin, et sont à peine effleurées par les grandes épreuves de la vie. L'admiration que provoque parfois leur apparente énergie n'est pas toujours justifiée : cette grande fermeté d'âme n'est faite que d'indifférence. Certaines jeunes filles songent au suicide parce qu'elles rencontrent quelque obstacle à la satisfaction de leurs caprices, qui assistent l'œil sec et le cœur froid à quelque catastrophe domestique.

Ces grand émois à propos de petits objets ne sont en somme qu'une sorte de décharge nerveuse, une crise atténuée, ainsi que les accès de larmes, dont certaines personnes sont prodigues. Les petites filles aiment tant à pleurer, a remarqué Dupanloup, qu'il dit en avoir connu qui allaient pleurer devant un miroir pour jouir doublement de leur état. Il y a des jeunes filles, des femmes et même des hommes qui, par un besoin d'attendrissement en quelque sorte organique, vont, pour fondre en larmes, se planter devant la photographie d'un absent ou d'un mort regretté. C'est Michelet qui a remarqué que personne plus que saint Dominique n'eut le don des larmes, qui s'allie si souvent au fanatisme et à l'insensibilité foncière.

Ces douces larmes, « compagnes de la volupté » comme les appelle Jean-Jacques, sont comme ces appareils de grand deuil dont l'étalage est nécessaire à certaines femmes pour s'entretenir dans une douleur légitime, tant elles sont peu sûres de leurs véritables sentiments.

Je ne puis résister au désir de donner un exemple illustre de ce besoin paroxystique de verser des larmes sans cause. La duchesse d'Orléans, fille de Louis XIV et de Mme de Montespan, avait un appartement au couvent de Montmartre où elle se réfugiait quelquefois pour pleurer. Cette princesse, écrit Soulavie, était de son naturel une grande pleureuse ; les larmes soulageaient tellement ses douleurs que la duchesse de Sforce, sa confidente et sa meilleure amie, ne manquait jamais, quand elle la voyait accablée par des vapeurs tristes qui la tourmentaient, de lui raconter des choses plus tristes encore, afin de provoquer des pleurs et de lui rendre peu à peu la tranquillité [1].

Ces accès de sensibilité anormale ne sont pas toujours aussi automatiques. Il faut, chez quelques-unes, une cause pour les déclencher et presque toujours cette cause naît du besoin de se mettre en scène, d'appeler l'attention sur soi, de provoquer l'admiration. Parmi les jeunes filles dont nous parlons, il y en a qui, plus tard, se dévoueront pour les bonnes œuvres, secourront les pauvres, assisteront les femmes en couches et les nouveau-nés, protégeront les orphelins, auront, auprès des malheureux, des inspirations délicates et touchantes, penseront à tout au milieu des deuils et des catastrophes, sécheront les larmes, consoleront les désespérés. Tout entières à ces devoirs supérieurs qu'elles se sont donnés, elles

1. *Mémoires du Maréchal de Richelieu.*

négligeront ceux, moins passionnants, de la vie
terre à terre, oubliant leur mari, leurs enfants,
leur ménage ; réservant tous les trésors d'une
sensibilité à fleur de peau pour des œuvres et des
gens dont elles se détourneront dès que leur sollicitude mobile et distraite sera attirée ailleurs.

Ces élans de vertu et ces appétits de sacrifice
ne sont donc pas nécessairement le produit d'une
moralité supérieure. Aussi a-t-on pu dire de ces
sœurs bénévoles de charité qu'il leur est aussi
facile de s'enflammer pour le mal que pour le
bien. Un psychiatre de la fin du siècle dernier
aimait à rappeler que parmi les amazones qui,
en 1871, pendant la commune de Paris, compo-
sèrent les brigades de pétroleuses, bon nombre
avaient été recrutées comme ambulancières et
que ces femmes, qui devaient être pour les victimes de nos discordes civiles de véritables anges
gardiens, s'étaient, sur un simple geste de chefs
affolés, transformées en incendiaires.

De tout ce que nous venons de dire, il résulte
que l'émotivité n'est pas nécessairement le signe
d'une grande sensibilité ni d'une grande affectivité. « Les natures peu expansives, a fait remarquer finement Renan, sont presque toujours celles qui sentent avec le plus de profondeur, car
plus le sentiment est profond, moins il tend à
s'exprimer [1]. » Beaucoup de personnes très impressionnables ne sont capables, ni de sentiments
profonds, ni de grandes affections. Les réactions

1. E. Renan. *Poésie des races celtiques.*

de leur sensibilité sont capricieuses, mobiles, électives, suivant l'heure et les circonstances ; elles sont incohérentes et contradictoires. Elles sont violentes, mais sans profondeur. Leurs enthousiasmes passagers, leurs désespoirs exagérés et si vite consolés, fait remarquer M. Pierre Janet, proviennent de ce qu'elles se donnent toujours tout entières à l'idée présente ; mais, en raison de ce fait même, ils s'évanouissent aussi vite que l'instant qui les a vus naître.

*
* *

On a remarqué qu'à partir d'un certain moment de la vie de la jeune fille, ce n'est plus tant l'étude des connaissances positives qui l'intéresse que les productions de l'esprit où ses aspirations vers un idéal confus de sentiments tendres et exaltés trouvent un aliment. Les romans, la poésie font alors ses délices. Si cela est vrai de la jeune fille en général, cela s'applique bien plus encore à celles dont nous nous occupons ici, pour qui tout ce qui peut frapper l'imagination, et par conséquent les lectures romanesques choisies sans discernement, sont principalement à redouter. L'effet ordinaire de ces lectures est de les tenir encore plus éloignées de la réalité, de favoriser leurs tendances à la rêverie et d'exalter leur suggestibilité. Mᵐᵉ Quinet a fait très justement remarquer que les incidents romanesques des œuvres d'imagination s'inscrivent profondément en elles comme des souvenirs personnels et les inclinent inconsciemment à l'imitation des héroïnes que l'écrivain impose à leur admiration. Une déséquilibré, après avoir lu Werther, fut si profondément ébranlée que pendant longtemps elle ne fit que pleurer et se serait tuée si elle eût eu un pistolet à sa disposition. Les ravages que ce roman en sa primeur produisit parmi les âmes sensibles sont incalculables. J'ai vu chez une jeune fille de quinze ans la lecture de romans déterminer des troubles mentaux assez graves pour faire craindre la folie. Son état se traduisait par des tendances orgueilleuses, une coquetterie provocante, des joies sans motif et des alternatives de larmes et de rires. La passion de la lecture est d'ailleurs à surveiller. Elle est souvent un des indices prémonitoires de la psychasthénie.

On a justement remarqué que la sentimentalité des jeunes filles est moins complexe que celle des adolescents et moins susceptible de s'attacher à des objets impersonnels. Elle est aussi plus instinctive, plus incoercible. C'est ce qui permet de comprendre l'instantanéité de certaines passions irrésistibles. Le coup de foudre qui frappe Juliette à la vue de Roméo est d'une vérité banale. Nous avons dit ailleurs ce qu'il fallait en penser, aussi n'y insisterons-nous pas. Nous rappellerons seulement que l'amour contrarié est l'origine de troubles névropathiques de grand appareil : délire, crises nerveuses et quelquefois psychoses véritables.

La *vocation idéaliste* de la jeune fille est incontestable et les psychologues ont raison sur ce

point. Mais elle s'exerce parfois dans un cercle
bien puéril. Elle n'est souvent qu'un inconscient
besoin de changement, une manifestation d'instabilité psychique. Un grand seigneur disait à sa
maîtresse : « Ne regardez pas tant cette étoile ;
je ne pourrais vous la donner. » Il y a beaucoup
de jeunes filles qui regardent les étoiles avec leurs
yeux émerveillés d'enfants et qui s'y fascinent
comme l'alouette devant le miroir. Tout ce qui les
entoure leur semble terne, ennuyeux, insupportable. Pour échapper au prosaïsme de la vie et à l'am-
biance des nécessités matérielles, elles s'abandonnent aux rêveries lointaines ; se complaisent dans
des romans imaginaires où leur idéal confus et
vague cherche à se préciser sans y arriver jamais.
Changer de milieu, changer de situation, changer
d'entourage, changer d'affections, changer toujours
pour courir à la poursuite d'un rêve irréalisable,
cela n'est rien autre chose que l'impossibilité de
s'adapter aux conditions ordinaires de la vie ; et
nous retrouvons ici cette infirmité du moi sur lequel nous avons insisté dans les pages précéden-
tes. C'est l'état d'une foule d'âmes inquiètes à la
conscience éparse, à l'imagination déréglée, parmi
lesquelles se recruteront plus tard les épouses in-
comprises, les amantes tragiques et les héroïnes
d'aventures romanesques. C'est M⁰ᵉ Bovary, qui
ne cache plus son mépris pour rien ni pour personne, qui s'appuie la tête aux murs pour pleurer et envier les existences tumultueuses, les nuits
masquées, les insolents plaisirs des duchesses ;
qui, tantôt bavarde avec une abondance fébrile,

tantôt est plongée dans des torpeurs profondes sans parler et sans bouger ; qui boit du vinaigre pour se faire maigrir et qui se plaint du milieu misérable où elle est forcée de vivre jusqu'à ce que son mari la transporte ailleurs sans autre résultat que de compromettre ses intérêts matériels.

* *

La femme a naturellement l'esprit religieux, ce mot étant pris dans son sens le plus général, qui implique des idées de mystère, de crainte, de vénération et d'amour. De là des modalités excessives assez variées du sentiment religieux chez les jeunes filles dont l'état nerveux exagère ou fait dévier les tendances les plus naturelles.

Les unes s'adonnent avec passion aux exercices du culte par une sorte d'attrait irrésistible qu'exerce sur leur esprit le symbolisme mystérieux de ces pratiques. D'autres, inquiètes et portées aux scrupules, s'abandonnent à toutes les minuties de la piété et en font l'unique affaire de la vie. Elles aboutissent parfois à l'angoisse obsédante du doute qui les pousse à recommencer indéfiniment les mêmes actes de dévotion, à répéter sans fin les mêmes prières, dans l'impossibilité d'arriver à la certitude qu'elles se sont bien acquittées comme il faut de ces pieuses obligations.

D'autres enfin, se perdent dans toutes les aberrations du mysticisme, soit par une pente naturelle de leur esprit, soit par quelque élan subit, à la suite d'une profonde impression morale. A partir du jour où elle reçut la Confirmation, Jacqueline Pascal fut « toute changée » et se tourna définitivement vers la vie religieuse à laquelle elle n'avait pas songé jusqu'alors.

Les grandes mystiques sont toutes des nerveuses ; il n'y a pas d'exception à cette règle. Dès son jeune âge M⁻ᵉ Guyon méditait sur les mystères. A cinq ans elle eut une vision de l'enfer. A douze ans, après la lecture de la vie des Saints, elle s'enthousiasme de la vie religieuse et rêve du martyre. A seize ans on la marie contre son gré : nouvelle poussée vers Dieu et dégoût du monde. A dix-huit ans certaines paroles de son confesseur l'atteignent comme « un coup de flèche ». A partir de ce moment elle aime Dieu plus que l'amant le plus passionné... Arrêtons-nous sur ce trait, qui nous montre comment l'amour divin et l'amour profane en arrivent à se confondre d'une manière en quelque sorte fatale pour provoquer des aberrations d'une immoralité ingénue. C'est à croire, disait un psychiatre, que ce sont les mêmes parties des centres nerveux supérieurs qui président aux deux phénomènes.

La célèbre mystique mondaine, M⁻ᵉ de Krudener, commença par l'amour terrestre. A seize ans elle devint amoureuse d'un académicien qui en avait cinquante. Ce fut une passion violente avec les larmes, les tristesses et toutes les démonstrations que peut produire une exaltation sentimentale incoercible. Puis elle se jeta dans les plaisirs et la galanterie, inspirant à son tour des

amours fatales. Plus tard, elle s'enthousiasma d'un
moine, puis d'un illuminé, et, à partir de ce moment versa dans le mysticisme le plus ardent, qui
la conduisit à l'extase, au prophétisme et aux ex-
travagances ténébreuses qui séduisiront l'imagination du tsar Alexandre I".

Le mysticisme religieux a exercé jadis de grands
ravages au sein des collectivités, et pendant plusieurs siècles, les épidémies de démonopathie,
d'illuminisme et de prophétisme ont sévi un peu
partout dans le monde civilisé. Ces manifestations
sont aujourd'hui plus rares et plus individuelles,
mais n'en existent pas moins. Il n'est guère de
Mission ou de *Revival* qui ne soit l'occasion de
quelques accès de névropathie convulsive ou d'aliénation mentale. L'affaiblissement des croyances
religieuses oriente certains mystiques vers les
dogmes nouveaux, le spiritisme, l'occultisme et
les doctrines révolutionnaires. Le spiritisme a
fait, jusqu'ici, de nombreuses victimes dans le
sexe féminin ; la politique n'en fait pas moins dans
certains milieux où fréquentent les jeunes gens.

C'est chez les jeunes filles que les délires mystiques se rencontrent le plus fréquemment. Les
femmes mariées y sont beaucoup moins sujettes.
Inutile d'ajouter qu'une éducation trop exclusivement religieuse et trop imbue des pratiques de
dévotion favorise l'éclosion, non seulement du délire, mais aussi des accidents névropathiques de
forme convulsive.

Ce qui précède suffit à montrer de combien de
précautions doit être entourée l'éducation reli-

gieuse des jeunes filles impressionnables et portées vers le mysticisme. Ce sentiment ne doit pas
être abandonné à lui-même ; il veut être dirigé,
contenu et discipliné. Il ne s'agit pas d'ébranler
les croyances mais de les mettre en harmonie
avec la raison et les nécessités de la vie sociale.
Vouloir détruire la foi dans une âme mystique
ne serait pas seulement une mauvaise action ; ce
serait un leurre : son besoin irrésistible de croire
trouverait dans l'irréligion même un nouvel aliment ; c'est ainsi que par ces temps d'indifférence
religieuse croissante, on voit tant de femmes se
porter si furieusement vers les évangiles nouveaux, les utopies sociales et humanitaires. L'épidémie de fanatisme politique qui sévit en ce moment sur les suffragettes anglaises n'est autre
chose qu'une crise de mysticisme transposé.

*
* *

La forme vaniteuse de l'orgueil est fréquente
chez les jeunes filles de race névropathique. Certaines se montrent particulièrement sensibles à ce
qui brille, aux distinctions, aux galons, aux rangs,
aux titres nobiliaires. Elles n'ont que mépris pour
leurs égales. Elles sont honteuses d'une modeste
origine et humiliées d'une vie médiocre. Leur ambition, sans cesse en alerte, est de pénétrer dans
les milieux qu'elles considèrent comme supérieurement distingués. Elles aiment à éblouir les autres par l'étalage de leurs hautes amitiés, de leurs
relations choisies, même si tout cela est imaginaire.

Ce travers, s'il n'est pas trop exubérant, n'a d'autre inconvénient, pour celles qui en sont affligées, que de les rendre déplaisantes et un peu ridicules, mais il n'en est pas moins le signe d'une imperfection morale qui, chez certaines personnes, peut revêtir une extrême gravité. Un jour, une dame chez qui j'étais, exprimait, devant une nombreuse affluence de visiteurs, la surprise que lui causaient certaines originalités d'esprit de sa femme de chambre. Cette jeune fille, âgée de dix-huit ans, était enfant naturel et n'avait jamais connu son père. Entre autres rêveries romanesques dont elle n'était jamais à court, elle aimait à exprimer la certitude où elle était arrivée que sa naissance était mystérieuse et qu'elle appartenait par son père à l'une des familles les plus notables du pays. Quelques années après, il fallut enfermer cette jeune fille dans une maison d'aliénés.

L'homme raisonnable et bien équilibré ne laisse pas que de construire de temps en temps des châteaux en Espagne, mais ce sont des châteaux de cartes sur lesquels il s'empresse de souffler avant même qu'ils soient achevés. La déséquilibrée à tendances orgueilleuses édifie les siens avec des matériaux plus résistants ; elle y travaille, les abandonne, y revient avec l'insistance d'une idée obsédante et bientôt ne les délaisse plus qu'ils ne soient achevés. Son rêve a enfin pris possession de sa vie et désormais y est si intimement mêlé qu'il se confond entièrement avec la réalité. Grâce à une hypertrophie sans cesse grandissante du moi et à l'extrême susceptibilité d'un caractère

ombrageux et tyrannique, il aboutit à l'épanouissement complet d'une véritable personnalité anormale et à toutes les excentricités de la folie des
grandeurs. L'imagination débordante de ces personnes, dominée par un égoïsme frémissant et favorisée par l'absence de tout sens critique, n'a pas
de peine à échafauder les fables les plus compliquées sans trop s'écarter, au début, de la vraisemblance et sans exciter, par conséquent, la défiance des naïfs et des amateurs de merveilleux.
Et de même que nous avons vu qu'il y avait des
princes méconnus et persécutés, de même il y a
des filles de race royale ou, au moins, de noble
famille qui se disent injustement dépouillées d'hé-
ritages et de dignités imaginaires pour la jouis-
sance desquels elles sacrifieraient sans sourciller
le reste du monde.

Enfin, il y a les orgueilleuses anormales qui,
grâce à une imagination déréglée et à une tendance irrésistible au mensonge, exploitent la sim-
plicité des honnêtes gens, entrent en coquetterie
avec le code et poursuivent avec succès la carrière
des aventures : nous les retrouverons tout à l'heure.

*\
* *

La tendance au mensonge est une persistance
de l'infantilisme psychologique chez la jeune fille.
Il revêt des formes analogues à celles que nous
avons décrites chez l'enfant, mais plus complexes
et de conséquences plus graves.

Beaucoup mentent on pourrait presque dire de bonne foi, en raison du peu de cohésion de leur personnalité, de leur extrême aptitude à s'illusionner, de leur manque foncier d'attention, de l'incertitude de leur mémoire, de la facilité avec laquelle elles reçoivent des suggestions étrangères sans même s'en douter.

Chez quelques-unes, ainsi que nous l'avons signalé, le rêve et la réalité finissent par se confondre à ce point qu'elles s'illusionnent elles-mêmes. A l'état ordinaire, il y a dans l'esprit deux séries simultanées d'associations d'idées ; celles du rêve et du réel, qui demeurent toujours distinctes. Chez celles-ci, il n'y en a qu'une seule qui est un mélange de fiction et de réalité amalgamées et fondues ensemble. Dans leur esprit, a fait justement remarquer le Dr Forel, la confusion entre les deux séries d'idées est si perpétuelle que le contraste ne leur produit plus d'effet, ne les émeut pas, et qu'elles persistent à vivre dans le rêve, malgré les réveils les plus dangereux qui devraient les rendre circonspectes si elles étaient différentes de ce qu'elles sont.

C'est à leurs dispositions intellectuelles et morales que leurs mensonges empruntent leur physionomie particulière. L'orgueil ou plutôt la vanité, l'amour du faste et de tout ce qui brille inspire les unes ; la perversité, les instincts mauvais suggestionnent les autres. Dans les fables qu'elles inventent, on ne sait, en vérité, quelle part faire à l'intention de tromper et quelle part faire à la spontanéité auto-suggestive ; celle qui revient à la volonté et celle qui relève de l'inconscience.

Parmi les exemples célèbres de *mythomanes*, selon l'expression désormais consacrée [1], il faut citer Thérèse Humbert qui, dès l'adolescence, donnait déjà des preuves de son goût pour le luxe et la richesse en même temps que de ses tendances fabulatrices. Un autre cas bien connu est celui de cette prétendue sœur du roi Victor-Emmanuel, qui mit en émoi les plus grands personnages du royaume et plusieurs têtes couronnées. Elle se disait fille naturelle de la princesse de Carignan. Comme preuve de ses assertions, elle parlait d'une cassette et de papiers cachés sous le lit de celle qui lui servait de mère. Celle-ci, d'ailleurs, lui avait fait, à mots couverts, mais suffisamment clairs, des confidences sur sa véritable naissance. Mais un jésuite qui venait souvent la voir emporta un jour la cassette et disparut... Le roi, troublé par l'insistance de cette personne et la précision de ses allégations envoya à Paris, où elle habitait, un aide de camp pour demander à la police impériale de faire une enquête. Bien que cette enquête n'eût donné aucun résultat, l'aide de camp, qui s'était mis en rapport avec la jeune femme, finit par être tellement persuadé de la véracité de ses confidences, qu'il l'emmena en Italie où elle fut installée à la cour. Ce ne fut qu'au bout de plusieurs années et après les incidents les plus bizarres qu'on apprit que cette prétendue princesse de Savoie de la main

---

1. D' Dupré. La Mythomanie. *Bulletin médical*, 1905.

gauche n'était autre que la femme d'un coiffeur
parisien.

Comme exemple de fabulation perverse, je ne
crois pas qu'on puisse trouver mieux que le suivant que j'emprunte à une revue médicale.

Le 2 juillet 1890, une jeune fille se présente
devant un commissaire de police et lui fait ce
récit : « Mon père exerce la profession de saltim-
banque. Nous sommes trois enfants ; ma mère
allaitait le dernier, mais comme les affaires ne
vont pas, et que les larcins que mon père nous
oblige à commettre ne rapportent pas assez, il
dit un jour à ma mère : Nous n'avons pas de
quoi manger ; ton lait s'épuise et est à peine suf-
fisant pour le petit ; c'est une bouche inutile, nous
allons nous en débarrasser. Et, en passant près
d'une rivière, il jeta le petit à l'eau. Par trois
fois le pauvre enfant revint à la surface, et pour
le maintenir enfoncé sous l'eau, mon père fut
obligé de couper une gaule le long de la rivière.

« Hier, il nous enjoignit, à ma sœur et à moi,
d'escalader le mur d'un jardin pour aller y déro-
ber des fruits. Le mur était recouvert de tessons
de verre et ma sœur, à cause de sa petite taille,
ne put, tout en se meurtrissant les mains, réussir
à l'escalader. Alors mon père, pris de rage, lui
frappa violemment le visage contre le mur, la
jeta sur le sol et l'y piétina jusqu'à ce que mort
s'ensuivît. Le petit cadavre fut mis dans la voiture et l'on continua la route. Pendant le chemin,
mon père marcha sans le vouloir sur la main de
la petite morte étendue sur le plancher de la

voiture. Alors je me suis mis à pousser des cris
et pour se défaire d'un témoin gênant, il m'atta-
cha à un arbre dans un petit bois voisin de la
route, aidé de ma mère qui s'opposait à ce qu'il
me tuât comme les deux autres ; puis la voiture
repartit. Ce n'est que le matin que mes cris furent
entendus par un voiturier qui passait et qui vint
me délivrer ».

Tel est le récit dramatique que fit cette jeune
fille. Cependant une enquête laborieuse établit
que tout était faux dans son étrange histoire. Placée comme domestique de ferme par l'assistance
publique, elle s'était tout simplement enfuie de
chez son maître. Mais voici les particularités intéressantes que cette enquête révéla sur sa mentalité : très intelligente, très avancée, très précoce
pour son âge, mais vicieuse et débauchée, courant
la nuit dans les bois en compagnie des garne-
ments du pays ; grande liseuse de feuilletons,
paresseuse et menteuse, coutumière de lettres
anonymes.

Par cet exemple, nous arrivons à cette catégorie du mensonge où la malignité, la méchanceté,
la jalousie, le désir de nuire tiennent une place
prépondérante. Ces défauts s'allient en général
avec les tendances vicieuses les plus accentuées
et nous amènent au seuil de la criminalité. Chris-
tiane Edmunds, après avoir causé la mort d'un
enfant à l'aide de bonbons empoisonnés, envoie au
père des lettres anonymes ¡pour lui suggérer la
culpabilité d'un marchand de chocolat, et Rachel
Galtié, la célèbre empoisonneuse de Saint-Clar,

met en usage ce même procédé pour détourner d'elle les soupçons.

La simulation n'est qu'un mensonge qui se prolonge. Elle ne se rencontre guère que chez des filles fortement déséquilibrées ou malades. Elle a presque toujours pour mobile le secret désir d'appeler l'attention sur soi, ou bien encore d'inquiéter, de mystifier l'entourage. Une jeune fille annoncera sa mort pour tel jour, telle heure. Au jour dit, elle fait la morte et, le délai de trois jours expiré, elle reprend ses sens, enchantée des marques de désespoir qu'elle a recueillies de la part de sa famille. Une autre refuse de manger ; sa famille éplorée joint les supplications aux prières jusqu'à ce qu'on s'aperçoive enfin qu'elle s'alimente en cachette.

Nous ne ferons qu'une simple allusion à ces attentats criminels que simulent certaines jeunes filles sur leur personne : coups, blessures, mutilations, viol ; attentats qui ont dans quelques cas entraîné des erreurs judiciaires et la condamnation d'innocents. Une forme de simulation moins grave et relativement fréquente qui frappe vivement l'imagination du public est celle qui donne croyance aux maisons hantées. Le scénario ne varie guère que par le nombre et la gravité des détails. Certain jour, des gens paisibles sont surpris de trouver tout bouleversé dans leur maison. On s'inquiète, et bientôt on s'affole, faute de découvrir le coupable. On remet cependant tout en place, mais à peine a-t-on le dos tourné que le désordre recommence, que les meubles sont bou-

loversés, les objets jetés au milieu de l'appartement ; une main invisible semble mettre la maison au pillage. Phénomène inquiétant, on entend
la nuit des coups frappés aux murs et sur les
meubles. On pense à quelque prodige, on accuse
les esprits, les puissances occultes, jusqu'à ce que
quelque incrédule jette ses soupçons sur la jeune
bonne de la maison. Dès qu'on l'a fait partir, tout
cesse et le calme et la paix rentrent dans la maison. Si la jeune simulatrice est en même temps
douée d'une forte suggestibilité, elle corse la comédie qu'elle a réellement préméditée d'actes
qu'elle n'a pas voulus de sa propre initiative mais
qui lui ont été involontairement suggérés par un
entourage crédule et effrayé. C'est ainsi que certaines jeunes névropathes malicieuses, pour avoir
voulu simplement intriguer et inquiéter leurs
maîtres, en arrivent sans même s'en rendre
compte à se hausser au rôle formidable de revenants ou d'esprits frappeurs.

⁂

Au nombre des impulsions instinctives qui
s'observent communément dans le sexe féminin
se place la singulière aberration à laquelle semble avoir donné naissance la création de ces
grands magasins qu'un romancier célèbre à décrits sous cette enseigne suggestive : Au bonheur
des dames. Par des étalages affriolants, on s'y
efforce d'exciter la convoitise. Le 4 février 1889,
jour d'exposition, nous apprend Icard, quarante-

neuf voleuses ont été arrêtées dans les magasins
du Bon Marché ; parmi elles, il y avait des mar-
quises, des comtesses, des baronnes et autres
grandes dames des nobles faubourgs [1]. Il faut
fasciner la cliente, l'éblouir, la troubler en provoquant des désirs irrésistibles. L'effet est si sûr
que les femmes les mieux équilibrées s'y laissent
prendre et font parfois des achats dont, à la réflexion, elles sont obligées de reconnaître le
manque d'utilité immédiate. Quelques-unes, mal
équilibrées, dérobent par une sorte de geste impulsif et involontaire. Ce geste devient, par l'habitude, tellement automatique, que lorsqu'on les
interroge sur un larcin dont on les soupçonne
sans avoir la preuve de leur culpabilité, elles ne
peuvent toujours affirmer avec certitude qu'elles
en sont innocentes. Leur conscience ne prend
qu'une part restreinte à l'exécution de l'acte dé-
lictueux. C'est bien là l'état que nous avons
décrit où une idée, jetée dans l'esprit, produit,
en même temps qu'une émotion spéciale, une
sorte d'éblouissement qui supprime tout autre
idée capable de servir de contrepoids à la première.

Ce préambule nous permet de faire comprendre comment certaines jeunes filles, en apparence
normales, se laissent aller à commettre des larcins non pas précisément dans les grands magasins, car elles n'y vont guère seules, mais dans

1. Icard. *Contribution à l'étude de l'état psychique de la
femme pendant la période menstruelle.* Paris, 1889.

le cadre de la vie domestique. Un trouble léger de la santé, l'approche de la fonction périodique en est parfois la cause, non pas nécessaire, mais simplement adjuvante. Legrand du Saulle a constaté que, sur cent quatre voleuses à l'étalage ou dans les grands magasins, trente-cinq étaient dans la période caténaméniale et quinze autres souffraient des organes propres à leur sexe. Les grandes déséquilibrées, les grandes criminelles, comptent cette tendance au nombre de leurs antécédents névropathiques. M⁰ᵉ Lafarge, M⁰ᵉ Galtié, pour ne citer que ces deux empoisonneuses célèbres, avaient, étant jeunes filles, dérobé à plusieurs reprises des bijoux à des personnes dans la familiarité desquelles elles vivaient. La seconde, dès ses premières années de pension, dérobait déjà les fournitures scolaires de ses petites camarades et, plus tard, elle s'emparait en cachette des gravures de la salle de dessin. Il n'y a d'autre différence, suivant les milieux sociaux, que celle de la nature et de l'importance des objets sur lesquels porte la convoitise.

On ne peut donc se soustraire à la nécessité de considérer comme un signe d'incorrection morale cette facilité avec laquelle certaines personnes succombent à l'impulsion du larcin, bien qu'on l'ait observée chez des gens qu'on n'eût pas supposés capables de cette faiblesse. Qui aurait cru que Henri IV « était larron naturellement » au dire d'un vieil auteur [1] ? Il ne pouvait s'em-

---

1. Tallemant des Réaux. *Historiettes.*

pêcher de prendre ce qu'il trouvait, mais il le renvoyait, ce qui lui faisait dire que, s'il n'eût été roi, il eût été pendu. Montaigne dit avoir vu de son temps plusieurs jeunes gens de bonne maison si adonnés au larcin que nulle correction ne les en pouvait détourner. Il raconte même à ce sujet une anecdote qui tendrait à prouver que le penchant au vol peut être la conséquence d'une mauvaise éducation. « J'ai ouï faire le conte d'un gentilhomme si faict et façonné à ce beau mestier du temps de sa jeunesse, que venant aprèz à estre maistre de ses biens, délibéré d'abbandonner cette traficque, il ne se pouvait garder pourtant, s'il passait prez d'une boutique où il y eust chose de quoy il eust besoing, de la desrobber, en peine de l'envoyer payer aprez. Et en ai veu plusieurs si dressez et duicts à celà, que parmi leurs compaignons mesmes, ils dérobbaient ordinairement des choses qu'ils voulaient rendre. »

VII

Considérations générales sur l'éducation.

Quel ne serait pas le progrès de l'humanité, écrit un philosophe, si, au développement progressif des facultés de l'enfant, correspondait une éducation assez vigilante pour écarter tout ce qui peut contrarier les tendances naturelles de la sensibilité et de l'intelligence [1] !

1. Compayré. *L'évolution intellectuelle et morale de l'enfant.* Paris, 1893.

Quelque généraux qu'en soient les termes, il
est impossible d'admettre sans réserves une opinion qui rappelle le paradoxe de Jean-Jacques
Rousseau sur l'excellence naturelle de l'homme.
Il s'en faut que les tendances innées soient toujours droites et fécondes. Il est tout aussi peu
exact de prétendre que les moralités chancelan-
tes, précaires ou par quelque endroit imparfaites
viennent toujours d'une éducation mal dirigée.
La Bruyère est meilleur observateur, qui dit qu'il
y a des vices que nous ne devons à personne et
que nous apportons en naissant.

« Les deux énergies (de l'hérédité et de l'éducation), écrit plus justement Prosper Lucas, n'ont
ni les mêmes limites, ni le même pouvoir : celle
de l'éducation ne s'étend pas au principe des facultés qu'elle meut. Indépendamment de l'hérédité, elle n'a aucune part à leur origine ; elle ne
peut agir qu'en raison de la nature et de l'étendue
de l'intelligence elle-même ; or cette intelligence
ne s'acquiert ni ne se limite [1]. » Le grand dauphin,
fils de Louis XIV, fut élevé par le grave Montau-
sier et l'illustre Bossuet ; il n'en fut pas moins
« un gros homme très épais de corps et d'esprit,
sans goût, sans choix, sans discernement, sans connaissance, sans curiosité, sans rien », et ayant peur
de tout [2].

Cependant, le pouvoir de l'éducation ne laisse
pas que d'être considérable. Si elle ne peut créer

1. Prosper Lucas, loc. cit
2. Saint-Simon. Mémoires.

des qualités, elle peut corriger les défauts, neutraliser les mauvais instincts, organiser des associations d'idées, des habitudes mentales assez fortes pour les tenir refoulés, peut-être pour toujours, au moins tant que les circonstances demeureront favorables. Par la culture de l'intelligence, elle consolide son œuvre en développant la réflexion et, dans une certaine mesure, le jugement. Chez tous ceux dont l'âme renferme quelque sentiment droit, quelque tendance naturelle à la moralité, l'éducation cultive ces dons et en tire une heureuse moisson. Sans aller jusqu'à dire, avec Locke, que sur cent hommes il y en a plus de quatre-vingt-dix qui sont ce qu'ils sont, bons ou mauvais, utiles ou nuisibles à la société par l'éducation qu'ils ont reçue, il est absolument certain qu'une éducation défectueuse, insuffisante ou nulle a invariablement les plus fâcheuses conséquences au double point de vue individuel et social. Enfin, l'éducation consolide encore plus sûrement son œuvre par l'hygiène physique et le maintien de la santé, car les troubles physiologiques, les maladies, le milieu interne, en un mot, sont autant, sinon plus, que les influences mauvaises du milieu externe, les agents provocateurs des infractions à la loi morale, ainsi que nous le verrons un peu plus loin.

Faire l'éducation d'un enfant, c'est l'adapter au milieu pour lequel il est fait. Mais tous les enfants ne sont pas également préparés à cette adaptation. Entre ceux qui s'y conforment en quelque sorte d'instinct, par une sorte de pli naturel et héréditaire, et ceux qui s'y montrent entièrement réfractaires par régression, disparition de ces tendances lentement et progressivement acquises par les générations passées, il y a une foule de cas intermédiaires qui, tous, appartiennent à la famille névropathique. Pour être efficace, l'éducation doit tenir compte du caractère, des sentiments, des penchants et des facultés intellectuelles. Il y a une grande diversité de types dans la grande famille des nerveux : en essayant de dégager les principaux, nous ne ferons que résumer les développements dans lesquels nous sommes entrés dans les chapitres qui précèdent.

Chez les uns, il existe une disposition naturelle excessive à l'émotivité : ils sont toujours sur le qui-vive, prêts à répondre aux excitations extérieures par des réactions exagérées à la fois physiques et mentales, des spasmes et des affolements. Ce sont des sensibles, des inquiets chez qui les émotions laissent des traces durables et peuvent être le point de départ de modifications psychiques assez profondes pour influer sur la vie entière. Il ont la conscience claire ; rien ne leur échappe de ce qui se passe en eux, mais leur manque de sang-froid transforme en défaut ce qui est une qualité dans un esprit bien pondéré : leur tendance irrésistible à revenir sur eux-mêmes, à se scruter, à s'analyser est une nouvelle source d'ébranlements pour leur émotivité, d'incertitudes, d'anxiétés qui sont autant d'entraves au libre exercice de l'activité volontaire.

Chez d'autres, l'émotivité est encore au fond de

l'état psychique, mais la conscience personnelle est faible, fragmentaire, insuffisamment formée. Les émotions provoquent encore des réactions à la fois physiques et mentales et même plus intenses que chez les précédents, mais elles sont moins profondes, moins persistantes et la conscience claire n'y a point de part ; leur origine est dans la subconscience ; on pourait presque dire qu'elles sont automatiques. Ce sont des émotifs qui n'ont point complètement franchi les premières étapes de la vie psychique ; leur mentalité a conservé les caractères d'un infantilisme persistant : de là la faiblesse du jugement, une appréciation inexacte de la réalité ; de là encore leur instabilité, leurs caprices, ce besoin irrésistible qu'on s'occupe d'eux et toutes les conséquences qui découlent de ces travers.

Chez d'autres, enfin, l'émotivité passe à l'arrière-plan ; la sensibilité morale est faible, quelquefois nulle. La personnalité, sans subir d'éclipses, comme chez les précédents, est faiblement constituée, et l'activité, au lieu d'être toujours l'expression d'une volonté réfléchie et consciente d'elle-même, est le plus souvent subordonnée à des tendances impulsives et à des instincts innés.

Tels sont les trois aspects principaux de la mentalité qui est en puissance chez les enfants nerveux et dont nous allons avoir à tenir compte dans les réflexions que nous avons à faire sur leur éducation. Il est nécessaire, cependant, de remarquer qu'il ne s'agit, dans ce qui précède, que d'une classification schématique, et que, dans

la nature, ces dispositions se mélangent et se
fondent ensemble pour former à l'infini des types
différents. Les tendances morales, selon qu'elles
existent plus ou moins, les passions, le caractère, apportent à la composition de chacun de
ces types un coefficient spécial. Enfin l'intelligence, selon qu'elle est plus ou moins large, plus
ou moins susceptible de développement, inter-
vient encore pour contribuer à façonner leur
physionomie particulière. Par exemple, l'émotif
intelligent aura en soi pour lutter contre les idées
obsédantes, des ressources que de moins intelligents n'y sauraient puiser ; la jeune fille bien née,
au point de vue moral, quoique nerveuse, trouvera dans ses sentiments intimes un frein contre
les tendances au mensonge et à la simulation. Des
passions violentes donneront, au contraire, une
nocivité particulière à l'individu de petite intelligence et de faible moralité, qui ne pourra opposer aucune barrière à ces instincts régressifs
et à ces impulsions violentes qui sont en lui et
qui font le criminel.

＊
＊ ＊

La première éducation de l'enfant se fait au
foyer domestique. Là seulement se trouve le milieu favorable à la culture des sentiments et de
la moralité, à la formation du caractère, des
goûts et des habitudes. Il y faut toutefois certaines conditions qui peuvent ne pas se rencontrer
toujours réunies dans les familles où les enfants
manifestent des tendances névropathiques exces-

sives, les parents n'ayant pas eux-mêmes un système nerveux suffisamment équilibré. Il se présente même des cas, comme nous le verrons plus
tard, où les éducateurs naturels doivent renoncer
à leur tâche, en raison des inconvénients graves
qui en pourraient résulter non seulement pour
l'éducation, mais encore pour la santé de leurs
pupilles.

Quoi qu'il en soit, un des premiers défauts dont
il faut se défier est l'excès d'une sollicitude inquiète. L'enfant est très suggestible et c'est sur
cette disposition naturelle que repose en grande
partie l'effort de l'éducation. Mais la suggestibilité de l'enfant émotif est beaucoup plus développée encore, et d'une qualité particulière. Parmi
les impressions qu'il reçoit il y en a de si fortes
qu'elles ne peuvent se fondre dans la masse des
faits de sensibilité journaliers et qu'elles persistent à titre de groupe isolé dans l'esprit comme
des étrangères toujours prêtes à faire irruption
dans la conscience, à la troubler et à provoquer
des réactions excessives et involontaires. L'enfant
émotif a, avant tout, besoin de sécurité. Il faut
que le milieu dans lequel il se développe réponde
à ce besoin. Des émotions trop multipliées et trop
fortes peuvent avoir la plus fâcheuse influence
sur la formation de sa mentalité. On n'en saurait
douter si l'on se rappelle que l'émotion, à son
paroxysme, crée dans l'esprit une sorte de vide
et de vertige, rend les idées confuses et supprime
toute possibilité de réflexion et de jugement. On
a vu des enfants, dès le plus bas âge, manifester

des troubles névropathiques persistants à la suite
d'une émotion brusque ou trop intense. Une fillette de quatre ans, brutalisée par son père, était
devenue si peureuse, qu'au seul mot de « papa »
elle tombait en convulsions ; ces accidents ne dis-
parurent qu'à l'âge de sept ans, après la mort
du père.

Ces grands chocs émotionnels sont heureusement peu fréquents, mais la sommation de petites émotions incessamment répétées, pour avoir
des effets moins graves, n'en est pas moins nuisible à l'équilibre du système nerveux. Sous ce
rapport, nos mœurs sont bien fâcheuses ; elles
entourent l'enfant de trop de soins, de trop de
sollicitude. Les actes les plus naturels, par l'attention qu'on leur donne autour de lui, tiennent sans
cesse son impressionnabilité en éveil. Le régime,
les sorties, les jeux sont l'objet de réglementations
et de restrictions qui n'ont d'autre raison d'être
que les idées préconçues d'une mère timorée. Au
moindre malaise, ce sont des alarmes dont la
contagion gagne l'enfant et qui deviennent de l'angoisse, pour peu que le thermomètre domestique,
appliqué en hâte, dénonce une élévation de température de quelques dixièmes de degré.

Beaucoup de peurs morbides, de tendances hypocondriaques, n'ont pas d'autre origine. Par contre certains pédiatres ont remarqué que, dès l'âge
de deux ans, on pouvait faire rapidement disparaître les petits symptômes de dépression et de
neurasthénie que l'on observe chez certains enfants
à la suite des maladies graves, en leur suggérant

fortement la guérison et en associant à cette idée quelque médication inoffensive.

Les enfants nerveux ont une grande tendance à se créer des dégoûts injustifiés, à prendre certaines manies en ce qui concerne la nourriture. Des associations d'idées bizarres et définitives tendent à s'établir entre le goût, la saveur, la forme, l'aspect extérieur, l'odeur des aliments et certains objets repoussants. Dites devant un petit nerveux que le vermicelle ressemble à des vers, que la framboise sent la punaise, et insistez un peu sur ces images répugnantes ; vous ne devrez pas être surpris si, à partir de ce moment, l'enfant est pour toujours guéri de l'envie de manger du vermicelle ou des framboises. Beaucoup d'antipathies, de répugnances instinctives, en fait d'aliments, proviennent non pas tant de la prohibition dont ils ont été l'objet, pour des raisons la plupart du temps, d'ailleurs, puériles, que des commentaires qui ont accompagné cette proscription. On ne saurait trop insister sur ce point.

Après la sécurité, c'est la liberté dont l'enfant a le plus besoin. « Il ne faut point contraindre un enfant de rester quand il veut aller, ni d'aller quand il veut rester en place... Il faut que les enfants sautent, qu'ils courent, qu'ils crient quand ils en ont envie [1] ». Loin donc de paralyser par la contrainte l'initiative de l'enfant émotif, il faut la développer, au contraire, puisque ses tendances naturelles, au lieu de l'y disposer, le rendent hé-

[1]. Jean-Jacques Rousseau. *Émile.*

sitant. « Il n'y a point d'objet si digne de pitié qu'un enfant craintif [1] ».

L'émotivité est presque toujours la cause de la maladresse que l'on remarque chez certains enfants. Au lieu de les soustraire aux conséquences éventuelles de cette maladresse en les tenant à l'écart des occupations et des jeux qui, parce qu'ils nécessitent de l'initiative, comportent quelques petits dangers, il faut les y pousser, au contraire, vaincre leur répugnance et leur timidité ; leur prouver, au besoin, qu'ils ne manquent d'aucune des aptitudes qui sont le lot commun de tous les enfants de leur âge. Aussi, pour ces enfants, les exercices physiques doivent-ils être le fond de la première éducation dans la mesure, bien entendu, de leurs forces et de leur constitution. Ces réserves, qu'il ne faut pas exagérer, sont commandées par cette observation déjà faite, que parmi les enfants nerveux, il y en a qui naissent avec un tempérament délicat et un système nerveux qui s'épuise assez facilement. D'autre part, tout en les excitant à l'initiative, il faut, sans qu'ils s'en aperçoivent, surveiller leurs jeux et leurs exercices et les protéger au début contre leurs propres maladresses. En raison de leurs dispositions émotives, un accident malencontreux pourrait les éloigner invinciblement de cette initiative à laquelle on s'efforce de les pousser.

Je n'ai insisté sur un sujet aussi simple que parce que j'ai recueilli de nombreux exemples des

---

1. Jean-Jacques Rousseau, *loc. cit.*

effets pernicieux de la contrainte chez les enfants trop sensibles. C'est surtout à propos d'eux que l'on peut dire que l'éducation isolée tend à faire des inadaptés et que l'éducation en commun comporte, au contraire, de réels avantages pour la préparation à la vie sociale. Jean-Jacques Rousseau, bien qu'il nous propose dans son *Emile* un plan d'éducation isolée, n'a point méconnu cette vérité. Il préfère pour l'éducation des filles, les pensionnats où elles ont beaucoup d'ébats, de courses, de jeux en plein air, c'est-à-dire de liberté, à la contrainte de la maison paternelle où « toujours flattée ou tancée, toujours assise sous les yeux de sa mère dans une chambre bien close, une fille n'ose se lever, ni marcher, ni parler, ni souffler et n'a pas un moment de liberté pour jouer, sauter, courir, crier, se livrer à la pétulance naturelle à son âge ».

A un autre point de vue l'internat, pour les adolescents des deux sexes, à côté d'inconvénients très réels, a des avantages qu'on ne peut méconnaître. Il inculque dans l'esprit la notion du respect, de l'obéissance, de la discipline ; il tend à donner l'habitude régulière du travail; il assouplit le caractère et protège enfin les jeunes nerveux contre les dangers que peut comporter pour eux le milieu familial. C'est en s'appuyant sur ces considérations qu'un neurologiste éminent a pu dire ce qui suit : « Les jeunes prédisposés doivent être, quand c'est possible, élevés loin de leur famille. Leurs parents sont habituellement des névropathes qui ne savent pas diriger avec la fermeté et

la pondération convenables l'éducation d'enfants
doués d'une sensibilité très vive. Ils sont presque
toujours ou trop violents ou trop faibles ; ils ter-
rorisent les enfants où ils les gâtent et, dans l'un
et l'autre cas, ils sont de très mauvais éducateurs. [1]»

J'ai déjà dit ailleurs comment on doit combattre la peur chez les enfants, résister à leurs
caprices et à leurs larmes ; j'y renvoie le lecteur.
Il y faut précisément les qualités qu'exige l'éducation des enfants nerveux et sur lesquelles j'ai déjà
eu l'occasion d'insister : la fermeté, la patience, la
bonté, mais une bonté exempte de faiblesse ; un
discernement qui fait qu'on ne s'entête pas dans
les principes au delà d'une certaine limite et qui
permet, en temporisant, d'arriver au résultat cherché par étapes successives ou par des voies détour-
nées. Il faut se garder surtout de l'irritabilité, du
bruit, de la colère et de la violence, par où l'on
détruit en un clin d'œil le respect et la confiance
de l'enfant et l'autorité de l'éducateur.

Il est plus dangereux encore, à ce même point
de vue, d'affecter ces sentiments sans les éprouver.
« J'ai lu quelque part, dit un héros de Paul Bourget, que Mérimée, tout enfant, avait été grondé, puis
chassé d'une chambre par sa mère qui, lui à peine
sorti, éclata de rire. L'enfant entendit ce rire, il
constata comme on lui avait joué la comédie de
l'irritation, et il sentit se creuser sur son cœur un
pli de défiance qui ne s'effaça jamais [2]. »

---

1. A. Pitres. *Leçons cliniques sur l'hystérie.* Paris, 1891.
2. P. Bourget. *Le Disciple.*

Une gifle n'est point, comme le professent certains parents peu maîtres de leurs propres nerfs,
le meilleur correctif de la désobéissance, des
pleurs ou des caprices des enfants. Ce n'est qu'une
décharge motrice de la propre irritabilité de
l'éducateur. L'enfant, très fin observateur, aura
vite, là-dessus, discerné la vérité et mesuré la
faiblesse de son juge. D'une façon générale, la
rigueur est chose grave et il est maladroit sinon
toujours dangereux de l'employer sans réflexion.

Quant aux punitions corporelles systématiques
et de sang froid, si elles peuvent être admises pour
certains enfants intraitables à titre de procédé
d'intimidation, elles ne sauraient convenir à ceux
dont il est en ce moment question. Elles sont même
dangereuses si je m'en rapporte à mon expérience
personnelle et à celle de certains psychiatres qui
soutiennent qu'une éducation trop sévère et l'abus
des punitions peuvent conduire certains sujets à
la neurasthénie. Les enfants sensibles, impressionnables, timorés, ne sont déjà que trop disposés à
subir passivement la règle. On risque, par les
punitions, d'achever de détruire ce qu'il peut y
avoir en eux d'initiative et de volonté. C'est pour
eux un mauvais apprentissage de la vie. L'éducateur le plus consciencieux, le plus prudent, le plus
psychologue peut se tromper, commettre une
injustice douloureusement ressentie, faire des
blessures inguérissables. Je connais des vieillards
qui ne peuvent songer sans un sentiment intime
de douloureuse révolte à quelque injustice subie
au collège. Jean-Jacques Rousseau, dont la névro-

pathie constitutionnelle n'est plus discutée par
personne, nous rapporte son propre exemple en
termes qui ne sauraient laisser personne indifférent. Il avait subi de la part de son précepteur
une punition corporelle grave pour un fait dont
il était innocent : « Qu'on se figure un caractère
timide et docile dans la vie ordinaire, mais ardent,
fier, indomptable dans les passions, un enfant
toujours gouverné par la voix de la raison, toujours traité avec douceur, équité, complaisance,
qui n'avait pas même l'idée de l'injustice, et qui,
pour la première fois, en éprouve une si terrible
de la part précisément de gens qu'il chérit et qu'il
respecte le plus : quel renversement d'idées! quel
désordre de sentiments ! quel bouleversement
dans son cœur, dans sa cervelle, dans tout son
petit être intelligent et moral!... Je sens en écrivant ceci que mon pouls s'élève encore ; ces
moments me seront toujours présents quand je
vivrais cent mille ans[1]. »

Imbus de cette idée que les enfants doués d'une
grande sensibilité ont besoin de ménagements
particuliers, beaucoup de personnes s'imaginent
qu'il est nécessaire de leur épargner toutes les
occasions de se familiariser avec les réalités douloureuses de la vie : la souffrance, la maladie et
la mort. C'est au contraire le vrai moyen de dé-

[1]. Jean-Jacques Rousseau. *Confessions.*

velopper leur émotivité, leur peur de l'inconnu, leur peur d'avoir peur, et, par contre-coup, leur égoïsme. Ils s'habituent si bien à se croire d'une catégorie à part qu'on en voit, dans l'âge adulte, persister dans cette abstention au point de se soustraire aux devoirs les plus sacrés de la famille ou de la vie sociale.

Je voudrais, au contraire, que l'on familiarisât le plus tôt possible l'enfant avec le spectacle de la misère et de la souffrance humaines, au lieu de lui en faire peur. Il n'y faudrait que quelques précautions et de la prudence. Ses yeux s'y habitueraient en attendant qu'il les comprît et son émotivité, le moment venu, se fondrait en une pitié légitime au lieu de se répandre en spasmes et en réactions motrices désordonnées. Grâce à une préparation habile et judicieuse, il n'est rien qui ne se puisse faire voir, entendre et supporter à l'enfant le plus impressionnable. Ce n'est qu'en agissant avec brutalité et par surprise que l'on court le risque de produire le choc émotionnel qui engendre les névroses.

Les émotifs ne sont que trop disposés à se tenir à l'écart, à s'abstenir par crainte de l'inconnu, pour n'avoir pas à lutter contre des hésitations, à combattre des scrupules, à prendre des résolutions. Ils manquent d'initiative : efforçons-nous de leur en donner, non de la leur interdire. Tâchons de les intéresser à la vie ; excitons-les à développer leurs aptitudes, à se donner un but et à s'y tenir. Saturons de réalités, selon l'expression d'un physicien philosophe, ceux qui ont l'imagi-

nation trop vive ; évitons qu'ils ne se noient trop
tôt dans le rêve, dirigeons-les d'abord vers les
sciences positives : s'ils sont bien doués sous le
rapport de l'intelligence, ils y puiseront des éléments de discipline spirituelle dont ils tireront
profit plus tard. Pendant qu'il ruminait les poésies de Joseph Delorme, Sainte-Beuve apprenait
la physiologie, la chimie, l'histoire naturelle et
fréquentait l'hôpital. Esprit ouvert à toutes choses, il garda toute la vie l'empreinte des connaissances qu'il acquit dans le domaine de la science
et aimait à dire qu'il y avait puisé « l'esprit de
philosophie, l'amour de l'exactitude et de la réalité physiologique, le peu de bonne méthode qui
a pu passer dans ses écrits [1]. »

Si les études scientifiques peuvent exercer une
action modératrice sur la sensibilité, il faut par
contre se défier, chez les sensibles, chez les faibles
de la volonté, chez les rêveurs, d'une éducation
trop sentimentale. Certaines littératures ont sur
eux un effet incontestablement malfaisant. Il con-
viendrait qu'à ceux-là, les œuvres d'imagination
et de passion fussent strictement dosées et qu'avant
de leur mettre entre les mains certains chefs-
d'œuvre, on prît la peine de leur en montrer en
quelque sorte l'envers en leur expliquant sur quel
fond de déséquilibre psychique et de névropathie
ils ont germé et se sont épanouis. Malgré l'em-
phase, il y a beaucoup de vérité dans ce passage
d'Alfred de Musset gémissant de l'influence néfaste

---

1. Sainte-Beuve. *Premiers lundis.*

qu'eurent sur son imagination et sa sensibilité les œuvres des poètes qui, comme Gœthe et Byron, enseignent le scepticisme, le dégoût de la vie et la désespérance : « Je ne puis m'empêcher de vous maudire. Que ne chantiez-vous le parfum des fleurs, les voix de la nature, l'espérance et l'amour, la vigne et le soleil, l'azur et la beauté [1] ? » Je sais plus d'un jeune homme qui, il y a cinquante ou soixante ans, ne fut guère moins troublé par les œuvres de ce poète qu'il ne le fut lui-même par celles des illustres écrivains qu'il charge de ses malédictions, et qui, au lieu d'appliquer les forces de son intelligence à quelque travail utile, à des études positives, à la préparation d'une carrière, a gâché ses plus belles années dans les rêveries stériles, dans une mélancolie d'emprunt, ou dans l'avortement de velléités littéraires insuffisamment soutenues par l'inspiration et le talent.

Ce qui sert, dans la vie, c'est la volonté et le caractère. C'est par eux beaucoup plus que par l'intelligence, les talents et les connaissances que l'on réussit. Malheureusement, ce sont ces dons qui manquent le plus à une foule de jeunes gens bien doués au point de vue intellectuel et moral, mais que leur émotivité paralyse et plonge dans l'indécision et l'aboulie.

Il n'est pas impossible de développer la volonté. Dans de certaines conditions déterminées, nombreux sont les exemples de prodiges obtenus par

---

1. Alfred de Musset. *Confession d'un enfant du siècle.*

la répétition persévérante et inlassable d'actes
volontaires. Daniel Vierge, privé de son bras droit,
s'entraîna à dessiner de la main gauche et parvint à des résultats égaux à ceux qu'il obtenait
avant sa paralysie. Les infirmes privés de bras
arrivent à dresser leurs pieds à tous les usages
auxquels les mains sont employées. Les philosophes l'ont répété à l'envi : rien n'est impossible
à qui s'impose la loi de triompher des difficultés.
Mais ces efforts incessamment répétés supposent
précisément l'existence des qualités qui font le
plus défaut à ceux dont nous parlons en ce moment. La volonté est toute puissante, sans doute,
à la condition toutefois de n'être pas comme la
jument de Roland, qui avait toutes les perfections,
mais qui était morte. C'est par une éducation
virile, par un entraînement physique incessant et
par la pratique des exercices corporels que l'on
peut espérer modifier la sensibilité, diminuer les
réactions émotives et développer cet esprit de
décision et de persévérance sans lequel la volonté
ne saurait exister.

Beaucoup d'enfants ne manquent de volonté que
parce qu'ils manquent de direction et d'appui. Les
doctrines pédagogiques contemporaines ont raison de préconiser ce principe que l'initiative de
l'enfant doit être respectée; mais elle doit être
stimulée aussi, et soutenue, et dirigée. N'oublions
pas que nous nous occupons surtout en ce moment
de l'éducation des hésitants, des douteurs, des
scrupuleux. Leur fonds intellectuel peut n'être
pas moins riche que celui dont disposent les éner-

giques et les agissants, mais, livrés à eux-mêmes,
ils seront peut être incapables d'en tirer un parti
convenable. Je ne vois pas de mal à ce que leur
propre volonté leur vienne un peu du dehors. En
matière de morale, qui pourrait nier que certaines personnes ne se trouvent bien d'avoir un
directeur de conscience ? En matière d'hygiène
intellectuelle, combien de déprimés, d'obsédés,
de neurasthéniques réussissent à tenir leur place
dans le monde grâce aux conseils incessants et à
l'autorité d'un guide compétent ! « Grâce à vos
conseils, écrivait l'un d'eux à son médecin, j'ai
réussi dans mon travail. Les conditions dans lesquelles je devais l'accomplir étaient très propres
à faire naître en moi des doutes et des scrupules
exagérés, mais j'ai résolument fait effort sur moi-
même. Malgré les doutes qui surgissaient, j'ai
continué à travailler. Cet effort a été très heureux ;
je puis dire qu'il a été la source de plusieurs
victoires. » On voit donc bien que les douteurs
eux-mêmes peuvent être induits en volonté ;
mais il leur faut un appui. Donnez à l'enfant de
sensibilité forte et de volonté faible des éducateurs qui sachent gagner sa sympathie et lui imposer leur autorité et ils en feront tout de même
un homme.

L'émulation, maintenue dans des limites rai-
sonnables, peut fournir, dans une certaine mesure,
ce stimulant nécessaire aux faibles et aux hésitants. Je n'ignore pas tout le mal qu'on en a pu
dire. Je sais aussi, de ma propre expérience,
qu'elle peut être nuisible dans certains cas ; mais

je les crois assez rares. Pourquoi refuserait-on d'y
faire appel chez l'enfant alors que la vie entière
de l'homme moderne, en ce siècle de mandarinats
et de concours, y semble, en apparence tout au
moins, subordonnée? Je n'y vois qu'un danger,
celui d'imprimer trop profondément dans son
esprit l'idée qu'elle doit nécessairement conduire
au succès, ce qui lui préparerait pour l'avenir de
cruels déboires et transformerait un principe utile
d'effort en principe de découragement.

Combien de jeunes gens sensibles et intelligents,
livrés à eux-mêmes, ont gâché leur vie faute de
direction et de soutien ? Combien ont versé dans
la dissipation, dans les utopies, dans les voies stériles ou dangereuses qui, sous une direction discrète mais ferme, se seraient fait une place convenable au banquet de la vie ?

* *

« Je n'hésite pas à dire, écrit l'un des premiers
neurologistes de ce temps [1], que, dans les cas où
c'est possible, des principes religieux sages et
prudemment présentés sont utiles au développement pondéré d'un enfant de névropathe. » Cette
opinion médicale est aussi celle des éducateurs.
Dans son livre sur l'éducation des jeunes filles,
Marion montre ce qu'il y a de peu féminin dans
la suppression de l'éducation religieuse. Il n'y

---

1. Grasset. *Dictionnaire encyclopédique des sciences médicales.*

voit pour la femme, qu'une condition contraire à
son bonheur, en raison des besoins de son cœur,
et des heures de faiblesse qui sont si fréquentes
dans sa vie. Aussi trouve-t-il bon que l'éducation
de la jeune fille soit religieuse, au meilleur sens
du mot, et conforme à la tradition de son milieu [1].

Il est évident qu'en principe, l'éducation religieuse ne peut qu'être favorable aux nerveux, soit
comme aliment à un besoin instinctif d'idéal, soit
comme appui et réconfort dans les épreuves de
la vie, soit à titre de règle impérative au point
de vue moral. De tout temps, au milieu des civi-
lisations et des religions les plus variées, la foi a
fait des miracles ; les mêmes miracles. Puisqu'elle
guérit certains états nerveux que n'ont pu guérir
les autres remèdes, pourquoi ne serait-elle pas
capable de prémunir certains esprits contre les
dangers de la névrose ? Il faudrait être un psychologue bien prévenu pour ne pas admettre que
des milliers d'âmes dolentes et désemparées ont
trouvé dans le calme et la discipline des cloîtres
un refuge contre la psychasthénie, et dans la foi
religieuse un rempart contre le désespoir et ses
conséquences intellectuelles et morales.

Mais le principe comporte de très nombreuses
restrictions. A côté de ceux chez qui les croyances religieuses développent uniquement la confiance et une suggestibilité de bon aloi, il y a la
foule de ceux dont l'esprit est ainsi fait que tout
ce qui concerne la religion éveille et développe

1. Marion. *L'éducation des jeunes filles.* Paris, 1902.

en eux une émotivité spéciale et un penchant irrésistible à tomber dans l'ornière d'un mysticisme
intempérant. Chez ceux-là, la culture inconsidérée
du sentiment religieux peut conduire aux résultats
les plus fâcheux au point de vue de l'équilibre
mental. On a assez justement fait remarquer que les
personnes qui font de la dévotion la grande affaire
de la vie sont des émotifs, des craintifs, des tristes, des obsédés et souvent des névropathes. Leurs
sentiments affectifs finissent par s'atrophier au
profit d'un égoïsme sec, souvent malveillant, quelquefois haineux et sectaire. Ils perdent peu à peu
la notion de leurs devoirs sociaux les plus élémentaires et en arrivent à vivre en marge de la
famille et de la société. Les vrais mystiques, c'est-
à-dire ceux qui naissent avec le goût irrésistible
du mystère et de l'inconnaissable et dont les tendances sont, au contraire, nettement expansives, penchent du côté des excentricités, des dé-
votions inédites et des adorations nouvelles. A
chaque instant l'espèce d'ivresse qu'ils trouvent
dans les choses de la religion tend à rompre leur
équilibre mental et à les jeter dans une exaltation dangereuse.

Disons toutefois que les tendances de l'esprit
dont le mysticisme est formé ne sont pas nécessairement ni exclusivement religieuses ; on les
voit s'orienter aussi bien vers l'occultisme profane, les sciences ésotériques, le spiritisme, la
magie et les rêveries sociologiques. Elles s'accom-
modent fort bien d'une absence plus ou moins
complète de sens moral ; de sorte que, chez les

mystiques, la culture religieuse n'est même pas toujours un frein contre les infractions à la loi morale.

L'influence nuisible des idées religieuses exagérées est démontrée par des documents historiques dont le nombre et l'éloquence ne peuvent être contestés. Bien qu'à notre époque elle ait perdu beaucoup de son importance, on signale encore de temps en temps, surtout à l'étranger, l'éclosion de petites épidémies de psychonévroses religieuses plus ou moins graves. A la suite du Revival qui a eu lieu, il y a six ou sept ans, dans la principauté de Galles, un aliéniste faisait remarquer qu'à la vérité les folies alcooliques avaient été un peu moins nombreuses dans le pays durant la période de ferveur, mais que les troubles mentaux de forme religieuse avaient, par contre, subi une augmentation très sensible [1].

La religion mal entendue peut donc conduire à la folie. Il est juste, toutefois, de faire remarquer que toutes les psychoses dont le délire revêt une couleur religieuse n'ont pas nécessairement cette origine. On voit, en effet, de nombreux psychasthéniques délirer sur des sujets religieux qui n'ont jamais manifesté de tendances mystiques exagérées ; ce sont des femmes, des adolescents, des jeunes filles à l'esprit peu cultivé qui n'ont, pour élaborer leurs idées délirantes, que le fonds de culture religieuse qu'ils ont reçue dans leur enfance.

1. Rogues de Fursac. *Un mouvement mystique contemporain.* Paris, 1907.

Nous ne pouvons insister davantage sur ce sujet mais nous en avons dit assez pour montrer l'importance des problèmes que soulève l'éducation religieuse et avec quelle prudence avertie il convient de les aborder.

*
* *

Nous avons vu que, chez certains enfants nerveux, la sexualité se développe de bonne heure, d'où certaines conséquences assez souvent fâcheuses au point de vue physique et moral : des débauches d'imagination pour les uns, des abus corporels pour les autres. Au moment de l'adolescence, la tension augmente rapidement et aboutit à une crise de sensualité fougueuse ou à des déviations de l'instinct naturel.

Le mystère dont est enveloppée l'union des sexes n'est pas sans jouer quelque rôle dans ces fermentations excessives et malsaines ; il crée tout au moins les pensées obsédantes et favorise les écarts d'imagination. Puisqu'il est de mode aujourd'hui de préconiser l'éducation sexuelle, je n'y vois que des avantages pour les adolescents : non pas seulement, selon l'avis de quelques-uns, pour les mettre en garde contre les promiscuités et les maladies qui en résultent, mais surtout, pour dépouiller à leurs yeux cette fonction de tout cet inconnu troublant qui l'environne. La fonction de reproduction est, après celle de la nutrition, la plus importante dans la nature ; de la plante à l'animal, du ver à l'homme elle s'opère suivant un mode uniforme. Il n'y a rien d'inconvenant dans les phénomènes de la vie, et il est possible de faire comprendre, sans choquer les bienséances, l'identité foncière du mécanisme de l'amour dans la fleur et dans l'animal. Ce rôle n'exige qu'un peu de tact ; s'il embarrasse les parents ils pourront en charger leur médecin.

Nous avons vu que l'apparition des premières manifestations externes de la nubilité ainsi que des premières sensations génitales jetait dans l'esprit de certaines jeunes filles un trouble assez profond pour les conduire, dans quelques cas, à certaines psychonévroses. Il ne faut donc pas craindre de les prévenir en temps opportun de ce qui doit survenir et de leur faire comprendre, dès que la nouvelle fonction est établie, qu'il s'agit d'un phénomène normal naturel, inhérent à leur sexe même.

Qu'on me permette de citer ici l'opinion d'un clinicien qui a fait, de la fonction sexuelle dans l'espèce humaine, une étude pleine de vues excellentes. « A la puberté, dit le Dʳ Le Fur, l'hygiène sexuelle doit être ferme et les principes sévères. Il est toujours mauvais, désastreux parfois, d'éveiller trop vite les sens des jeunes gens, surtout quand il s'agit de nerveux à sensations vives et à l'imagination ardente. Les excès et les abus sont ici toujours à craindre, et c'est là que les règles d'une éducation sexuelle doivent être à la fois intelligentes et sévères : autant il est ridicule et dangereux de vouloir laisser dans l'ignorance des choses sexuelles des jeunes gens qui se trouveront alors désarmés dans cette lutte contre leurs sens, autant il faut les convaincre qu'une sage discipline est indispensable à cet âge où l'intelligence, le cœur et la volonté doivent se former avant les sens, où les besoins génitaux sont souvent immodérés, où le travail intellectuel et le développement physique doivent être d'abord l'objet des soins de l'éducateur. Aussi comprend-on difficilement l'imprudence de certains parents qui poussent pour ainsi dire les jeunes gens aux romans et aux aventures. »

Pour ne pas pousser les jeunes gens aux romans et aux aventures, il ne faudrait pas, cependant, leur interdire absolument la fréquentation de l'autre sexe. L'isolement réciproque des adolescents et des jeunes filles excite plus qu'il n'entrave les mauvais désirs. Les jeunes gens qui vivent éloignés des femmes sont plus sujets que les autres à incliner vers les aberrations contraires à la nature. Il se peut que ces conseils ne conviennent entièrement qu'à une élite. Il se trouvera toujours des adolescents vicieux et des filles coquettes sur qui l'éducation la mieux entendue n'aura que peu de prise en ce qui concerne ces questions délicates : tout en le déplorant, il faut savoir s'y résigner.

Nous avons parlé du danger des initiations précoces, dont l'influence peut se faire sentir pendant la vie entière. Elles sont souvent le point de départ des déviations de l'instinct. Nous avons assez insisté sur la nécessité de les prévenir pour n'y pas revenir davantage. Nous nous contenterons de donner ici sur cette délicate question l'opinion de l'un des médecins qui l'ont étudiée avec le plus de pénétration : Ce qu'il importe au pédagogue, dit en substance le Dr Moll, c'est de savoir que les anomalies de la sexualité sont très répandues et ont tendance à augmenter, par suite des causes prédisposantes qui existent dans la société moderne dont la tare névropathique est si lourde : c'est à prévenir l'éveil précoce des sens et les écarts de la fonction sexuelle que devraient porter les efforts du médecin et du pédagogue, aussi bien que ceux des gardiens des bonnes mœurs et de la moralité publique.

Le caractère dominant des sujets de la seconde catégorie est encore l'émotivité, mais surtout la suggestibilité et la faiblesse de la conscience personnelle. Leur sensibilité est mobile, souvent fantasque ; ses réactions impossibles à prévoir. Leur suggestibilité les rend éminemment propres à subir toutes les influences de l'exemple et des milieux, d'autant plus que leur attention est faible et qu'ils sont peu capables de réflexion. La raison se heurte souvent chez eux à l'entêtement, au caprice et à l'irritabilité. Aussi ont-ils besoin d'une direction souple mais ferme, d'une discipline bienveillante, mais suffisamment inflexible. Il faut, comme dit un philosophe, les plier à l'obéissance et les exercer au sentiment de la réalité [1]. Il n'y

1. Marion, *loc. cit.*

a aucune exagération à prétendre que nombre de
jeunes filles n'eussent pas versé dans la névrose
et les convulsions si leurs caprices, leur sensibilité désordonnée, leur humeur fantasque, au lieu
de rencontrer la faiblesse désemparée et la sollicitude inquiète d'un entourage timoré, se fussent
heurtés à une opposition bienveillante, mais ferme
et réfléchie. J'ai vu, par la faute et sous les yeux
de parents désespérés, des enfants passer par toutes les phases d'une névropathie des plus graves.
Parmi les causes auxquelles les spécialistes attribuent le plus communément la production des
névroses, ne voit-on pas, placée en première ligne, l'éducation efféminée avec toutes ses conséquences dissolvantes ? Et ces parents, malgré leur
désespoir, ne s'en refusaient pas moins à souscrire aux mesures d'isolement que prescrivaient
les médecins pour ce seul motif que les enfants
ne voulaient pas s'y soumettre de bon gré. Chez
ces natures irritables et capricieuses, la mauvaise
éducation reçue au foyer n'a pas seulement pour
effet de favoriser les tendances convulsives et névropathiques ; elle aboutit encore à la formation
de véritables monstruosités morales. Tous les médecins familiers avec les névroses ont connu de
ces jeunes filles ou de ces jeunes femmes qui, ac-
coutumées dès l'âge le plus tendre à suivre leurs
caprices et à n'accepter aucun frein à leurs volontés, vont jusqu'à menacer de se suicider pour
les causes les plus futiles ou qui, comme la jeune
dame de Morel, déchireraient à coups d'ongles
le visage de leur mari pour un quart d'heure de

retard à un rendez-vous ou à un dîner [1].

Le poète Edgar Poe, chez qui sentiments, intelligence et volonté furent d'une précocité inquiétante, gâté par ses parents adoptifs dont l'indulgence maladroite encourageait toutes les tendances fâcheuses de sa nature violente et passionnée, a écrit de lui-même : « Ma voix était une loi domestique, et, à un âge ou peu d'enfants ont quitté les jupons de leur mère, j'étais livré aux propres impulsions de ma volonté et devenu de fait, si ce n'est de nom, le maître de mes actions. » Cette éducation, par son manque de discipline, par son culte de la vanité, par ses aberrations involontaires, dit avec raison son biographe, développait précisément chez l'enfant prédisposé, un sens excessif de la personnalité, la vanité et l'impulsivité qui dominèrent si lamentablement la vie de ce malheureux poète [2].

C'est chez les débiles intellectuels que l'on peut voir pour ainsi dire à nu les effets heureux d'une éducation attentive et persévérante. Le débile n'est pas un faible d'esprit ; c'est un être intelligent mais dont les facultés manquent d'équilibre et dont aucune ne dépasse le niveau moyen. Il est apte à recevoir de l'instruction et des principes de morale ; il peut faire figure dans la vie ; tenir un emploi, exercer une profession dans une mesure précisément proportionnée à l'éducation qu'il a reçue.

---

1. Morel. *Maladies mentales.*
2. Lauvrière. *Edgar Poe.* Paris, 1911.

Les débiles mal élevés deviennent facilement victimes de leur suggestibilité ; s'ils n'ont pas subi d'entraînement vers le bien, ils glissent sans résistance sur la pente opposée par imitation, par suite de suggestions intéressées, par snobisme, par vanité niaise. Les riches versent dans la dissipation, la prodigalité et deviennent la proie des aigrefins et des charlatans qui vivent à leurs dépens et les entraînent souvent dans des spéculations hasardeuses, exploitent leur crédulité et cette passion que quelques-uns éprouvent pour le nouveau, l'inédit, les choses et les idées bizarres, les utopies et les inventions saugrenues. Ceux, enfin, dont les tendances morales sont faibles subissent facilement les entraînements malsains et les mauvais exemples et tombent dans la vie irrégulière, la débauche et parfois la délinquance.

L'éducation première est tout pour cette catégorie d'individus. D'elle dépend l'orientation de la vie entière vers le bien ou vers le mal. Aussi est-elle le triomphe des mères intelligentes et conscientes de leurs responsabilités. En employant d'instinct les procédés de dressage par lesquels sont créés les réflexes inconscients et les habitudes automatiques, elles peuvent y réussir au point de donner le change sur la véritable valeur intellectuelle de leur élève et le faire passer, aux yeux de tout le monde, pour un enfant accompli sous tous les rapports.

Le manque d'éducation rationnelle favorise, chez les nerveux dont les tendances innées à la moralité sont souvent en voie de désagrégation, le retour des instincts inférieurs, l'égoïsme, le mensonge, la vanité, l'orgueil. C'est un fait bien connu, fait remarquer Morel, que l'égoïsme excessif et la dépravation dans les mœurs rendent les individus irritables, susceptibles et cruels.

L'égoïsme, à la vérité, n'est le propre d'aucun nerveux, à quelque catégorie qu'il appartienne. On le rencontre chez l'obsédé, uniquement préoccupé de lui-même, pour qui le monde extérieur existe à peine et qu'accaparent ses ruminations et ses craintes; on le rencontre encore chez le neurasthénique qu'absorbent ses sensations, le souci de sa santé, la peur des maladies. Mais chez aucun il ne revêt un caractère aussi odieux que chez celui dont l'âme n'est pétrie que de fantaisies et de caprices auxquels il subordonne toute son activité et tend à asservir tout ce qui l'entoure. C'est celui des femmes instables, toujours au désespoir de quelque contrariété insignifiante, toujours à la poursuite d'un rêve impossible. C'est celui de tous les inconscients et de tous les infirmes du sens moral, jouisseurs, viveurs, arrivistes, qui ne voient dans leurs semblables que des instruments à leur service et à qui le choix des moyens semble indifférent pour parvenir aux fins qu'ils poursuivent.

Nous avons vu quelles étaient les faces multiples du mensonge. Il en est deux principales qu'il importe de bien distinguer. C'est d'abord celle qui résulte d'une tendance inconsciente à inventer, à combiner des fables et qui n'est que l'exagération de la faculté mythique des enfants persistant chez l'adolescent et l'adulte. Elle prend chez quelques-uns une gravité particulière: nombre d'individus ont conservé dans l'âge de raison cette propension infantile à mêler dans leur pensée, que ne contrôle pas suffisamment une conscience réfléchie, l'imaginaire au réel et à déformer la vérité.

Le mensonge peut être, en second lieu, la conséquence d'un développement incomplet du sens moral, un manque de droiture naturelle, un signe de duplicité dans le caractère. Certains enfants ne sentent pas l'immoralité du mensonge et combinent sans scrupule des contre-vérités dans l'intérêt de leurs mauvais penchants, de leurs passions, ou par vanité, par désir de se distinguer, de jouer un rôle. La simulation, sorte de mensonge en action, a la même origine.

Quel qu'il soit, involontaire ou à demi conscient, le mensonge est l'indice d'une faible moralité. C'est un vice anti-social, plein de conséquences graves sur lesquelles nous avons appelé l'attention. L'éducateur devra le combattre par tous les moyens dont il dispose et s'il est un défaut où la sévérité des procédés de répression soit de mise, c'est assurément celui-là. C'est l'opinion de Montaigne et il s'y faut tenir. « Je trouve, dit-il, qu'on s'amuse ordinairement à chastier aux enfants des erreurs innocentes, très mal à propos. La menterie seule, et un peu au-dessoubs l'opiniâtreté, me semblent estre celles desquelles on debvrait à toute instance combattre la naissance et le progrez : elles croissent quand et eulx : par où il advient que nous veoyons des honnestes hommes d'ailleurs y estre subjets et asservis. »

L'éducateur pourra s'attaquer avec succès à ce défaut si déplaisant qu'est la vanité chez l'enfant et qui est bien souvent la conséquence d'une éducation mal dirigée : je doute qu'il ait vraiment prise sur le véritable orgueil. L'orgueil, nous l'avons vu, est bien souvent la marque d'un caractère morbide. Il se révèle dès l'enfance chez certains sujets à la façon d'une auto-suggestion irrésistible. Chez quelques-uns, il conduit infailliblement à la psychose. Chez le plus grand nombre il est le signe d'une incorrection future de la personnalité où dominera, en même temps que l'orgueil, cette émotivité particulière qui pousse l'individu à se considérer comme le point de mire de la malveillance universelle, à se croire toujours trompé, lésé, calomnié, persécuté. De là son insociabilité et des difficultés sans nombre dans ses rapports avec le monde extérieur.

＊
＊＊

Les éducateurs reconnaissent volontiers que les procédés ressortissant à la pédagogie ont une prise incontestable sur la direction mentale des nerveux. Ce serait donc une faute de ne pas les mettre en œuvre dès qu'il est possible. C'est par une direction douce, ferme et persuasive, par la suggestion d'idées généreuses et élevées que l'on arrivera à s'emparer peu à peu des esprits récalcitrants et à neutraliser les passions égoïstes qui

surgissent au fond de leur conscience obscure. Et,
à ce propos, on a fait remarquer avec juste raison combien les habitudes de politesse et de sa-
voir-vivre, ainsi que la notion des égards que l'on
doit aux autres, sont propres à lutter contre les
tendances égoïstes, à développer la dignité personnelle et les sentiments altruistes. Ce sont là
des qualités dont il semble qu'on se préoccupe de
moins en moins. Cette fameuse lutte pour la vie,
que les romanciers ont mise à la mode sans la
bien comprendre et où les gens sans scrupules
se félicitent plus ou moins haut de trouver la jus-
tification de leur conduite, nous ramène tout
doucement aux mœurs grossières et à la moralité limitée des demi-civilisés.

L'enfant et surtout l'adolescent est disposé à la
sympathie. Pour peu que l'éducateur soit doué
de quelque valeur intellectuelle et morale, il
saura prendre sur lui l'ascendant nécessaire à
l'accomplissement de sa tâche et se concilier sa
confiance et son affection. L'affaiblissement de l'autorité qui s'est peu à peu manifesté dans les mœurs
et qui n'a point épargné l'éducation publique
n'est point favorable aux enfants nerveux qui, par
défaut d'équilibre mental, ne sont qu'imparfaite-
ment disposés héréditairement à s'adapter aux
exigences de la vie. Beaucoup d'entre eux, faute
d'avoir été soumis à une direction ferme et éclairée, se laissent prendre à des mirages lointains
et vagues, rêvant de s'élever, de conquérir les
honneurs et la fortune, de réformer le monde, de
s'engager dans les voies inexplorées au bout des-

quelles ils s'imaginent trouver le bonheur. Ils courent ainsi au devant de déceptions sans nombre et certains vont finalement grossir l'armée formidable des déclassés, des utopistes et des inadaptés.

Un inspecteur général de l'Université qui a manifesté des idées originales sur la pédagogie et qui condamnait les châtiments corporels, la contrainte, les privations diverses comme un reste de barbarie, ne voulait admettre, comme moyen de répression, que les observations et les reproches. Ne vous hâtez pas d'objecter que les enfants indisciplinés se moquent bien des discours et des mercuriales : il vous aurait répondu que c'est parce que vous vous y prenez avec maladresse, avec emportement, sans mesure. Il y a tout un art dans l'emploi des reproches qui est véritablement l'*art de punir*. « Il s'agit, dit-il, de former un caractère, de développer une intelligence, d'affiner des sentiments. Nous allons donc faire appel à la raison, à l'intelligence, à la volonté, à la sensibilité [1] »

La punition doit suivre immédiatement la faute. Elle doit être proportionnée à l'âge de l'enfant, à son tempérament, à sa sensibilité. Elle doit être certaine, c'est-à-dire exécutée au moment qu'elle est résolue.

Il faut que le reproche provoque le regret de la faute commise ; il faut que l'enfant éprouve une véritable douleur d'avoir mal fait. Si la

---

1. Félix Hément. *Revue de l'hypnotisme*, 1888.

faute est grave, pas de colère : tout au plus de la froideur. Vous devez avoir l'air d'une personne résignée à remplir une mission pénible, tenir le coupable captif sous votre regard, lui parler avec gravité de sa faute, lui en faire comprendre les inconvénients et les dangers, lui inspirer la crainte qu'elle ne diminue la tendresse des siens, l'affection de ses amis, l'estime et la sympathie qu'il a jusqu'alors méritée. C'est ainsi qu'on arrive progressivement à lui faire détester sa faute, et à lui inspirer le désir de se la faire pardonner et la résolution de combattre ses mauvais instincts.

Ce devrait être un principe de laisser ignorer aux enfants les défauts et les vices et d'en réprimer chez eux les manifestations sans aucune explication quand elles se produisent. Les détails dans lesquels vous entrez excitent dans leur esprit plus de curiosité que de répulsion et vous courez le risque d'éveiller fâcheusement leur imagination en voulant affermir leurs principes de morale. J'ai souvent éprouvé une sorte d'agacement et de malaise à la lecture des livres moraux que l'on met entre les mains des jeunes enfants ou dont on leur fait la lecture. L'étalage des défauts et des vices en fait souvent tous les frais. Je sais bien qu'en fin de compte la vertu est récompensée et que les défauts sont punis, mais la complaisance que met l'auteur à décrire ces derniers et à en étaler les effets, accapare l'intérêt du lecteur aux dépens des qualités opposées dont le rôle, dans la trame de la fable, est nécessairement plus effacé. Ce ne sont pas toujours les héros vertueux qui sont les plus sympathiques. Les exploits des mauvais sujets frappent davantage les imaginations suggestibles et peuvent y laisser une trace assez profonde pour susciter des idées d'imitation qui, chez les impulsifs, tendent à se réaliser. J'ai cité précédemment l'exemple de ce jeune garçon qui, en guise de bombes, jetait du haut d'un escalier toutes sortes de projectiles sur la tête des gens qui étaient en bas pour imiter les exploits de Ravachol. Les aliénistes ont signalé un certain nombre de crimes, de meurtres, d'incendies, exécutés par des enfants sous l'unique influence de l'imitation.

Un précepte élémentaire et cependant capital est de ménager jalousement cette excessive impressionnabilité dont la plupart des enfants dont nous nous occupons en ce moment sont doués et de ne point frapper leur imagination par des récits émouvants et terribles, des histoires effrayantes ou des pratiques superstitieuses. Récemment, on signalait l'explosion d'une épidémie nerveuse sur six enfants d'une même famille qu'on avait nourris à satiété de contes fantastiques et d'histoires de sorciers et de revenants. De toutes les causes de perturbation cérébrale, a dit Charcot, il n'en est peut-être point de plus efficace et dont l'action ait été plus souvent signalée que la croyance au merveilleux.

Les adolescents aiment, en général, la lecture, mais, chez les nerveux, ce goût devient trop souvent une passion irraisonnée et irrésistible. Les souvenirs des hommes célèbres en fournissent d'abondants témoignages. Chateaubriand, dès qu'il fut mis au latin, se passionna pour Virgile, Tibulle et même Lucrèce. Le Télémaque, les sermons de Massillon sur la Pécheresse et l'Enfant prodigue devinrent ses lectures favorites ; il volait de petits bouts de cierges dans la chapelle pour s'en délecter à l'aise pendant la nuit. Jean-Jacques Rousseau, qui avait abusé prématurément des lectures romanesques, observe qu'elles procurent des émotions excessives, donnent de la vie des notions inexactes et bizarres, et confesse qu'il ne guérit jamais complètement des impressions malsaines qu'il en avait reçues. Coleridge, à six ans, ayant lu les *Mille et une Nuits*, ces récits merveilleux firent sur lui une impression telle, qu'il était hanté par des spectres toutes les fois qu'il se trouvait dans l'obscurité.

La suggestibilité, l'imagination avide des adolescents nerveux, rendent pour eux ce genre de lectures particulièrement nuisible. Nombreux sont les jeunes déséquilibrés des deux sexes qui, à la suite d'une lecture trop émouvante, conçoivent l'idée du suicide et tentent même de s'asphyxier ou de s'empoisonner à l'instar du héros malheureux dont ils ont partagé le désespoir.

Marro[1] fait judicieusement observer que les inconvénients des lectures romanesques sont les mêmes que ceux de la rêverie. Elles tendent à rendre la pensée incapable de s'adapter à la réalité. Elles développent, chez les prédisposés, les

---

1. Marro. *La Puberté.* Paris, 1902.

idées d'orgueil, les rêves de grandeur, les tendances mystiques dont naissent les utopies de tout
genre.

L'abus des lectures faites superficiellement et
sans préparation suffisante introduit dans l'esprit
des germes de désorganisation en diminuant la réflexion personnelle, en supprimant le contrôle qu'il
exerce normalement sur lui-même et en favorisant le développement quasi automatique d'associations d'idées où des souvenirs mal digérés et
mal compris prennent une place prépondérante
au détriment des expériences personnelles.

Les lectures érotiques et pornographiques ne
déflorent pas seulement les jeunes âmes impressionnables ; elles agissent quelquefois sur elles à
la façon de ces chocs émotifs, conséquence d'une
initiation prématurée, que nous avons vu perver-
tir pour la vie entière le sentiment sexuel en voie
d'évolution. Chateaubriand raconte que pour avoir
lu un Horace non expurgé et un livre de casuis-
tique relatif à la confession, il subit un bouleversement d'idées extraordinaire et un trouble qui
peupla ses nuits et son insomnie d'épouvantes et
de fantômes effrayants.

Il n'est pas bon, dit un éducateur, de « mettre
du vague à l'âme des jeunes filles ». Il y en a trop,
en effet, qui comme Emma Bovary, rêvent successivement d'idylles à la Paul et Virginie, des mystères de l'amour divin, de héros de roman braves
comme des lions et pleurant comme des urnes ;
que la réalité désillusionne et dégoûte ; qui se
réfugient dans le mariage comme dans un Eldo-

rado et qui, au bout de quelques mois, désabu-
sées, désespérées infiniment, songent au suicide
ou au divorce. Ce travers n'épargne aucune classe
de la société. Un examinateur pour le brevet élémentaire des filles notait cette année même dans
son rapport la tendance de ces jeunes esprits au
romanesque et au mélodrame : « Elles se complaisent dans les inventions miraculeuses ; elles
vivent dans la littérature de pacotille ; elles auraient grand besoin du fameux bain de réalisme,
afin de voir les choses telles qu'elles sont [1] ». Efforçons-nous donc de chasser le rêve de ces têtes
mal faites, et de leur montrer la vie où elle est,
c'est-à-dire dans l'activité, le travail, la lutte, la
souffrance et les responsabilités.

*
* *

Les jeunes sujets qui rentrent dans notre troisième catégorie sont avant tout caractérisés par la
faiblesse de leurs tendances morales innées ou
héréditaires. Les vertus des ancêtres, leurs pensées droites, leurs sentiments élevés, leur conduite
impeccable dans la vie, contribuent, dit un médecin psychologue, à former la solide armature
de tout esprit bien organisé. Si une passion mauvaise, une impulsion vicieuse, un désir coupable
pénètrent en lui, c'est en intrus qu'aucune complaisance n'accueille ; ils se heurtent à une opposition silencieuse et quasi inconsciente parce

1. *Le Temps*, 4 août 1913.

qu'elle fait, en quelque sorte, matériellement partie de l'organisation nerveuse de l'individu. Ceux qui n'ont pas ou qui n'ont que peu de moralité naturelle sont donc des indigents à qui il manque tout ou partie de leur patrimoine. C'est la même idée qu'exprime un autre philosophe qui, tout en établissant que l'homme est né pervers, montre en même temps comment cette perversité est victorieusement réprimée par les inspirations favorables de la conscience et du sens moral, ces acquisitions relativement récentes de l'humanité civilisée. Mais ces dons sont bien inégalement partagés, et depuis l'individu indélicat, vicieux mais hypocrite, capable d'une mauvaise action pourvu qu'elle ne le mette pas en délicatesse avec le code, jusqu'à celui que ses mauvais instincts dominent au point de lui faire oublier toute prévoyance, toute prudence, et jusqu'au sens de l'intérêt personnel et la crainte du châtiment, il y a toute une série de cas intermédiaires qui diffèrent entre eux non seulement par l'étiage de la moralité, mais encore par le niveau de l'intelligence.

Il y a les sujets craintifs, mais indociles, ne pouvant se fixer à rien, n'ayant ni attention, ni persévérance. Il y a les rétifs, les obstinés, qui s'entêtent dans des résistances aveugles. Il y a ceux qui, abandonnés à eux-mêmes depuis leur enfance, ont perdu leur plasticité cérébrale et deviennent réfractaires à l'éducation. Les psychiatres ont contribué à établir depuis un siècle, à l'aide de documents irréfutables, qu'il existe toute une catégorie d'individus atteints d'une dépravation morale innée, soit par arrêt de développement des centres nerveux, soit consécutivement à des lésions de ces mêmes centres acquises au cours des années de l'enfance. Esquirol, en 1838, décrivait déjà ces individus qui disent et font le mal par malice, par désœuvrement, par méchanceté ; qui, incapables d'attention, ennemis du travail, bouleversent, cassent, détruisent ; qui, par la perversion de [leur caractère, sont des fléaux pour la famille et pour les maisons dans lesquelles ils sont réunis [1].

Ce n'est pas tout : au delà même de cette échelle de l'immoralité native, il y a la monstruosité et la maladie. C'est le seul mot qui vienne à l'esprit « quand on voit, dit Maudsley, ces jeunes enfants, longtemps avant qu'il leur soit possible de savoir en quoi consiste le vice et le crime, s'adonner aux vices les plus exagérés ou commettre les crimes les plus effroyables avec une facilité instinctive et comme par une propension au mal inhérente à leur nature [2] ».

Cette perversité constitutionnelle des instincts, dans ses formes graves, échappe à tout effort de l'éducation. Il n'en est pas de même dans les formes moyennes et surtout légères et partielles, qui, elles, sont susceptibles, dans la mesure où le permettent les autres anomalies constitutionnelles qui s'associent à elles, d'être plus ou moins

1. Esquirol. *Maladies mentales*. Paris, 1838.
2. Maudsley. *Le crime et la folie*. Paris, 1888.

amendées et favorablement influencées par l'éducation, l'exemple et la culture morale [1].

Ce sont des retardaires au point de vue de l'évolution du système nerveux, des dystrophiques, des intoxiqués, des tributaires d'une nutrition défectueuse ou anormale. Leur arriération tient autant, et souvent plus, à leur mauvaise santé physique qu'à la constitution défectueuse de leur cerveau. C'est pour l'éducation de ces anormaux que l'on suppose perfectibles qu'a été faite la loi du 15 avril 1909, qui prescrit, dans les villes, la création de classes spéciales où seront dirigés les enfants arriérés.

Grâce à une éducation aussi individuelle que possible et reposant exclusivement sur les choses concrètes ; grâce aux exercices physiques, à la gymnastique, au travail manuel, les résultats obtenus sont des plus encourageants. Il convient, chez les moins intelligents, d'utiliser les procédés de dressage, afin d'organiser des réflexes et de créer des automatismes, et de ne négliger |aucun des stimulants reconnus efficaces, la persuasion et au besoin la coercition, dans une mesure qui doit varier avec les dispositions de chacun.

Mais, au point de vue moral, l'éducation des arriérés ne peut être vraiment efficace que si l'enfant est soustrait à la contamination, soit de la rue, soit, hélas ! de la famille. Le jeune chien de chasse qui a dévoré une pièce de gibier est

1. Dupré. Congrès des aliénistes et neurologistes. Tunis, 1912.

plus difficile à dresser que ses congénères qui n'en ont jamais eu l'occasion. Cette importance du milieu ne saurait être exagérée puisque, parmi les enfants arriérés, il s'en trouve qui ne le sont qu'en apparence, et parce que les parents ont failli à leur devoir et les ont laissés dans un coupable abandon. C'est dans ces familles indignes que par imitation nombre d'enfants prennent dès l'âge le plus tendre le pli indélébile de la paresse, du mensonge, du vagabondage, du vol et de la débauche.

L'instituteur d'une école spéciale de la ville de Lyon s'est plu à signaler quelques-uns des résultats obtenus par ses soins au point de vue moral chez les enfants dont il a la charge. Ces résultats ne sont point à dédaigner : ils portent surtout sur le caractère et la docilité ; l'humeur devient moins agressive, moins portée à la violence ; on voit se développer chez certains le désir de contenter le maître et le plaisir de fréquenter l'école. « Aussi, ajoute-t-il, il faudrait qu'ils y restent toujours, qu'ils y dînent et qu'ils y couchent. Ils ne retourneraient pas le soir s'empoisonner dans le milieu déplorable auquel la plupart appartiennent [1] »

* \
* *

Je ne voudrais pas clore ce chapitre sans dire quelques mots d'une question qui intéresse de

[1]. Compte rendu du Congrès des aliénistes et neurologistes de Dijon, 1908.

plus en plus les philosophes et les sociologues, celle des progrès de la criminalité juvénile, qui n'est autre chose qu'un problème d'éducation, ou plutôt d'*inéducation*, s'il est permis d'employer ce néologisme.

Qu'est-il en effet, cet ennemi de plus en plus nombreux, de plus en plus menaçant de la société moderne, sinon le produit d'un ensemble de conditions dont elle est elle-même responsable ? Le délinquant, c'est le paria des grandes cités, le rejeton du vice, de la misère et de l'alcool. Né dans la boue, il a grandi dans l'abjection, l'abandon, les promiscuités de toutes sortes. La rue a été son école. Qui a veillé sur son éducation, qui l'a mis en garde contre les passions de son âge, les mauvaises fréquentations, les mauvais exemples ? Personne. Et pourtant, si parmi tous ces malheureux qui forment l'armée du crime, il en est quelques-uns d'irréductibles parce qu'ils sont dénués de toute moralité innée, le plus grand nombre est accessible aux bienfaits de l'éducation. Ils peuvent être amendés, relevés, mis en garde contre la hideuse récidive et cesser d'être, pour le milieu social, un élément de destruction. L'éducation, comme nous l'avons vu, peut, en effet, dans une certaine mesure, suppléer au manque de moralité innée et faire des gens corrects d'individus mal doués au point de vue moral.

Certains pays l'ont compris. Aux États-Unis, on a fondé depuis un certain nombre d'années, des maisons de réforme à l'usage de ces malheureux. Celle de l'État de New-York, la maison d'Elmira, organisée en 1887, donne des succès considérés comme très encourageants. Les jeunes gens qui y sont placés en vertu de la loi, y sont soumis à une sorte d'entraînement physique et moral dont une discipline stricte est la base. Chacun d'eux, minutieusement étudié à son entrée à l'établissement, est soumis à un ensemble d'exercices dont le plan est dressé de façon à combler les lacunes de son instruction et de son éducation, à relever son moral, à développer ses facultés et son organisme physique. Une attention spéciale est accordée à sa mentalité. Est-il d'une intelligence inférieure à la moyenne, et dans quelle mesure ? Quel est son niveau moral ? Toutes ces observations influent sur le choix des moyens à employer pour l'œuvre de redressement qui va être entreprise. Enfin il est soumis à l'instruction et aux exercices militaires. Combinés en vue de l'amélioration physique et morale, ces exercices sont courts et fractionnés, mais pendant leur exécution, on cherche à obtenir des élèves le plus grand effort possible d'attention et d'énergie. Les malingres et les chétifs sont soumis à un entraînement systématique par des exercices appropriés à leurs forces et à leur santé. Des mensurations périodiques font connaître les résultats obtenus qui sont enregistrés par la photographie. On soumet également à un entraînement physique spécial les jeunes gens qui sont convaincus d'habitudes d'intoxication soit par l'alcool, soit par les narcotiques.

L'usage des punitions fait partie de ce système

d'éducation. D'une manière générale, on se tient en garde contre les mesures disciplinaires trop rigoureuses, qui sont inopérantes et aggravent les tendances anormales. Le problème qui se pose est de décourager la faute sans décourager le coupable : c'est une question de tact et de doigté. L'expérience démontre que la clémence fait souvent plus que les punitions les plus rigoureuses. L'action individuelle d'un supérieur bienveillant semble avoir l'effet le plus favorable sur l'esprit de bon nombre de ces jeunes gens, et c'est un moyen appliqué régulièrement. L'un d'eux, en instance de libération conditionnelle, invité par l'Administration à comparer sa condition présente à celle où il se trouvait au moment de son entrée dans la maison, répondit : « Je suis heureux d'avoir été envoyé ici ; je n'étais jamais allé à l'école et je ne savais pas travailler. Pendant mon séjour dans cette maison, je me suis instruit, éduqué et, ce qui vaut mieux encore, j'ai appris un métier qui me fournira les moyens de gagner ma vie. »

Des statistiques de l'établissement depuis sa fondation, on peut déduire cette donnée que soixante-dix-huit pour cent des libérés conditionnels ont su continuer à marcher dans le droit chemin, et que cinquante pour cent de ceux qui ont été perdus de vue ne sont pas retombés dans la récidive. Peut-être ces statistiques, déjà si encourageantes, pourraient-elles devenir meilleures encore si ces jeunes gens étaient moralement soutenus à leur rentrée dans la société. C'est à ce moment

surtout qu'ils ont besoin d'une aide secourable,
car on a constaté que lorsqu'un libéré peut tenir
six mois consécutifs la parole qu'il a donnée de
se bien conduire, il persiste presque à coup sûr
dans la bonne voie. Presque toutes les récidives
se produisent dans les trois premiers mois de
liberté.

Tels sont les résultats obtenus par un traitement plus rationnel, plus scientifique de la délinquance, et qui consiste, comme on vient de le
voir, dans des procédés d'hygiène, de discipline
et de rééducation. L'heureuse influence de ces
procédés n'est pas niable sur la masse des débiles de la sensibilité morale qui forme le gros de
l'armée des récidivistes et des criminels d'habitude ; mais parmi eux il y aura toujours une minorité irréductible, réfractaire à tout effort de
redressement, qui justifiera ces paroles découra-
gées d'un spécialiste : « L'amendement moral du
pervers est une illusion : soit de philanthropes
et d'optimistes, qui croient à la vertu foncière du
cœur humain et cherchent les raisons du vice
autour, et non dans l'individu ; soit de psycho-
thérapeutes théoriciens, qui croient à l'action
bienfaisante du raisonnement et à la réfection
d'une mentalité par la dialectique ; soit d'esprits
religieux qui croient à la grâce et à la rédemp-
tion du pécheur [1] ».

1. Dr Dupré. Rapport au Congrès de Tunis, 1912.

VIII

Indications prophylactiques

Solidarité des divers systèmes organiques. Rôle des maladies
générales, des troubles de la croissance et de la nutrition
dans la production des désordres nerveux. — Indications
prophylactiques. — Hygiène de l'enfant au point de vue
physique, intellectuel et moral. — Hygiène physique : exercices, gymnastique, jeux, hydrothérapie. — Hygiène intellectuelle et morale : imitation, contagion mentale, influence
du milieu. — Professions et carrières. Etat militaire. Avantages et dangers. — Intoxications. L'alcool, ses dangers. Le
tabac. — Prophylaxie et génération ; l'eugénique. — Un
dernier mot sur l'hérédité.

Mieux vaut prévenir que guérir : tel est le principe qu'il ne faut pas perdre de vue en présence
d'un enfant que son hérédité et son tempérament
prédisposent aux accidents nerveux.

Outre les troubles physiologiques inhérents à
sa constitution, outre les effets de l'intoxication
qui résulte de sa nutrition déviée ou viciée, l'enfant de souche névropathique est toujours prêt à
réagir par des troubles nerveux aux maladies
intercurrentes qui lui viennent. De petites infections bénignes déterminent parfois des accidents

graves en apparence : une fièvre excessive, de
l'agitation, du délire, des convulsions. Le poison
microbien des grandes maladies infectieuses se
fixe volontiers sur ses centres nerveux et les met
pour longtemps dans des conditions de résistance
insuffisante, et quelquefois même y provoque des
lésions qui, plus tard, soit en se développant,
soit par l'irritation faible, mais continue dont
elles seront le centre d'irradiation, favoriseront
l'éclosion des affections les plus graves et les
plus réfractaires à l'intervention médicale. L'évolution du système nerveux est liée à celle du
reste de l'économie : aux perturbations qui surviennent dans le développement des autres organes
répondent des troubles plus ou moins considéra-
bles dans l'évolution des facultés intellectuelles
et morales. Les étapes de la croissance sont autant de moments favorables à l'éclosion des névropathies. Nous avons appelé l'attention sur les
troubles nerveux observés pendant l'allaitement,
au moment du sevrage, pendant la dentition, au
moment du passage de la première à la seconde
enfance, à l'époque de la puberté, au moment de
la nubilité chez la jeune fille. Il convient donc,
non seulement de veiller attentivement sur la
santé de l'enfant dans la vie de tous les jours,
mais encore de redoubler de vigilance aux diverses époques critiques qu'il traverse pour accomplir son développement organique.

Que de causes ignorées et que d'effets méconnus !
Une souffrance sourde et inconsciente de l'organisme est souvent l'unique raison du changement

de caractère chez l'enfant. C'est à une croissance trop rapide qu'est due cette nonchalance, cette paresse du jeune garçon jusqu'ici appliqué à ses devoirs. C'est à un peu d'anémie ou de chlorose qu'il faut attribuer cette humeur fantasque, ces crises de larmes, ces accès de violence que manifeste cette jeune fille. J'ai vu un adolescent d'une intelligence brillante, d'un caractère enjoué, studieux et travailleur qui, pendant qu'il préparait le concours d'une de nos grandes écoles, devint si dissipé, si fantasque, en un mot si différent de lui-même qu'il fut question de le renvoyer dans sa famille : quelques mois après, il succombait à une méningite. Après la fièvre typhoïde, à la suite des fièvres éruptives, on voit des enfants jusqu'alors bien équilibrés devenir irritables, colères, obstinés, intraitables. Un peu de surmenage physique ou émotionnel suffit, chez certains sujets impressionnables, vibrant à l'excès, pour produire des symptômes neurasthéniques.

L'ennui, dont l'enfant n'est pas exempt et dont tant d'adolescents nerveux, ainsi que nous l'avons vu, subissent à un certain moment les atteintes, n'est, au fond, que la conséquence d'un trouble de l'activité nutritive, d'un ralentissement du mouvement vital. L'épuisement physique ou mental semble en être la cause la plus importante, même alors qu'il ne paraît dépendre que de l'imagination [1].

Il y a quelques années, une jeune doctoresse,

---

1. E. Tardieu. *L'ennui.* Paris, 1903.

après s'être placée sous les auspices de cet apho-
risme de Leibnitz : La bonne éducation de la jeunesse est le premier fondement de la félicité
humaine, commençait sa thèse inaugurale par ces
paroles excellentes : « Je veux essayer de montrer comment, par l'hygiène bien entendue et
bien appliquée, on peut arriver à transformer le
caractère d'un enfant difficile [1]. » C'est bien en
effet dans l'hygiène, dans toute l'hygiène, physique, intellectuelle et morale, que réside la prophylaxie du nervosisme, si l'hygiène, selon la
magnifique conception moderne de son rôle, n'est
pas seulement l'art de prévenir les maladies, mais
encore celui d'améliorer la santé par l'éducation
et de perfectionner l'organisme par la transformation de l'espèce.

*
* *

L'hygiène physique, d'abord. Elle est en général
assez mal comprise dans toutes les classes de la
société.

L'un des premiers dangers à éviter pour l'enfant nerveux est l'abus des médications et des
préparations pharmaceutiques. Nous avons vu
qu'il est souvent de complexion délicate et que,
en raison de son tempérament, il a un gros tribut
à payer à une foule d'indispositions légères qui ne
sont pas des maladies, mais qui, quelquefois, sont
pires, en raison de leurs allures indécises et sour-

1. M{ll}° Delaporte. *Étude médico-psychologique sur les altérations du caractère chez l'enfant.* Paris, 1901.

noises. Alors on le drogue. La substance même de son petit déjeuner sort souvent de la pharmacie voisine. On le drogue avant les repas ; on le drogue pendant, après, et parfois même dans l'intervalle, si le médecin, à la liste des analeptiques, des toniques et des reconstituants administrés d'autorité par la famille, a jugé nécessaire d'adjoindre les médicaments sédatifs.

C'est dans l'ordre. De tout temps la médecine a paru aux profanes la chose la plus simple du monde ; mais nos contemporains renchérissent considérablement sur les prétentions des ancêtres à cet égard. Ils ont, pour s'instruire, non seulement la quatrième page des journaux où de copieux boniments leur enseignent le moyen de guérir tous les maux, mais ils ont encore les nombreux articles scientifiques intéressés que ces mêmes feuilles insèrent à profusion dans leurs colonnes. Ils profitent encore de l'expérience, jamais à court, de leurs nombreuses relations mondaines. Imbus de cette idée simpliste que le symptôme et le remède forment une équation dont les termes sont immuables, ils appliquent des règles, se conforment à des rites. Dans tel cas, l'enfant doit prendre tel médicament ; à tel âge, cet autre. Il y a aussi les régimes ; beaucoup d'enfants sont condamnés à des régimes désastreux parce qu'à un certain moment ils ont éprouvé quelque trouble digestif sans importance.

Tout cela est déplorable. L'enfant n'a, le plus souvent, besoin que d'hygiène. Il ne doit prendre des médicaments qu'en cas d'indications bien pré-

cises. Ces indications sont exclusivement de la
compétence du médecin et le traitement, en général, ne doit pas durer plus que la maladie.

Ces pratiques sont encore dangereuses en ce
qu'elles entretiennent une sollicitude exagérée
dans l'esprit des parents et tiennent l'attention
des enfants sans cesse en éveil sur leur santé, sur
les dangers qu'elle court, sur les soins qu'elle
réclame; et aussi parce qu'elles augmentent leur
pusillanimité, et leur suggèrent des craintes de
nature hypocondriaque.

L'enfant ne doit pas être influencé par son milieu, ni plaint, ni environné d'alarmes, car son
émotivité veille et en fera son profit. Je voudrais
qu'on ne s'occupât jamais de sa santé devant lui.
Les trois quarts des phénomènes émotifs qui se
produisent chez l'enfant lui viennent de son entourage. Ce n'est pas sans raison que certains
physiologistes ont prétendu que l'excès de soins
que l'on prodigue aux enfants uniques ont une
influence déprimante qui affecte à la fois leur
caractère, leur constitution physique et leur vita-
lité tout entière.

L'hygiène intellectuelle de l'enfant ne réclame
pas moins d'attention. C'est l'enfant nerveux surtout que semblent avoir eu en vue les philosophes
tels que Jean-Jacques Rousseau, Kant et Pesta-
lozzi lorsqu'ils préconisaient l'éducation négative,
au moins pour les années d'enfance. Dans cette
période de la vie où l'organe cérébral s'accroît
dans des proportions énormes, toute excitation
inopportune, toute fatigue est dangereuse. Le seul

exercice des sens devrait être mis à contribution pour la culture de l'intelligence. Plus tard, ce n'est sans doute pas le surmenage scolaire qui est le plus à craindre : nous avons vu qu'il n'existe guère qu'à une période avancée de l'adolescence et dans des conditions déterminées ; mais le seul régime des classes, des devoirs et des leçons, l'assiduité, le manque d'air et d'exercice peuvent avoir des conséquences fâcheuses. Ce sont, sans aucun doute, des enfants nerveux qui ont fourni à Herbert Spencer l'occasion de s'exprimer ainsi dans son traité d'éducation : « Allez où vous voudrez, partout on vous parlera d'enfants et de jeunes gens des deux sexes dont la santé a été plus ou moins altérée par le trop d'étude. Ici vous voyez que les médecins ont prescrit une année de séjour à la campagne pour réparer le système ainsi débilité ; là, c'est une congestion chronique du cerveau, qui dure depuis plusieurs mois et qui menace de durer encore longtemps ; ailleurs on vous parle d'une fièvre qui est résultée de la surexcitation due au régime de l'école ; ailleurs encore, c'est un jeune homme dont il a déjà fallu interrompre les études et qui, depuis qu'il les a reprises, est sujet à des évanouissements pendant les classes. Nous citons là des faits que nous n'avons pas cherchés et qui sont tombés sous nos yeux dedans notre entourage même. »

En Angleterre, de nombreux médecins ont voulu voir dans un travail scolaire exagéré et dans la crainte des punitions, surtout chez les filles, l'origine de certaines chorées. Cette opinion n'a rien

que de plausible si l'on remarque que la crainte, les impressions morales vives, sont au nombre des causes auxquelles on attribue assez fréquemment la production de la danse de Saint-Guy. Un autre neurologiste anglais remarque que sous l'influence du gavage auquel les soumettent les programmes, certains enfants deviennent hébétés et de plus en plus stupides. Malgré les signes de fatigue qu'ils donnent, la meule continue à tourner et leur cerveau saturé perd toute initiative et devient incapable d'activité spontanée.

D'après Charcot, la neurasthénie s'observe sous l'influence de ce que l'on appelle le surmenage intellectuel chez les écoliers de quinze à seize ans, époque à laquelle un adolescent commence à pouvoir, par un effort de volonté, contraindre son cerveau à un excès de travail.

La contention cérébrale excessive, les études trop hâtives et trop étendues, les appréhensions que causent les concours et les examens, nuisibles chez les garçons, le sont bien plus chez les filles naturellement plus impressionnables; c'est ce qui résulte d'une foule d'enquêtes tant en France qu'à l'étranger. La proportion serait de quatre contre un d'après les recherches de certains médecins suisses et les statistiques produites devant la Chambre des Lords d'Angleterre il y a quelques années, en ce qui concerne les psychonévroses et l'aliénation mentale.

***

Un neurologiste nous donne de l'enfant nerveux cette description dénuée de tout artifice: c'est sou-

vent un garçon pâle, aux chairs molles, aux épaules tombantes ; une jeune fille sans grâce, au maintien gauche, au dos voûté, au geste inélégant. Pour
n'être pas d'une vérité générale, il faut avouer
qu'elle s'applique assez exactement à beaucoup
de nos jeunes pupilles. C'est pourquoi l'habitude
des exercices physiques doit leur être inculquée
de bonne heure afin de favoriser leur développement organique assez souvent chétif et en retard
sur celui des enfants ordinaires.

Les exercices physiques ont pour eux un second
avantage, celui d'assurer une meilleure distribu-
tion de la force nerveuse, d'augmenter les combustions organiques, d'améliorer la nutrition et
d'établir un équilibre plus rationnel entre les fonctions de la vie végétative et celles de la vie de
relation.

Enfin, leur influence morale n'est pas négligeable. Les exercices physiques développent le courage, la décision, la persévérance, autant de qualités qui participent heureusement à la formation
du caractère. Ils détournent l'esprit de la rêverie,
extériorisent, en quelque sorte, la pensée, la di-
rigent vers l'action ; sont, en un mot, le meilleur
stimulant de la volonté.

La nécessité des exercices physiques n'a pas
échappé aux éducateurs avertis. Dupanloup avait
constaté qu'en tenant les enfants enfermés dans
les classes, « on crée une race de femmes névropathiques, maigres, anémiques disposées à la tuberculose et parfaitement inaptes à remplir la
double fonction pour laquelle la nature les a

créées ». La vie cérébrale intense des jeunes filles qui suivent les hautes écoles a pour contre-partie une aversion instinctive pour l'agitation et le mouvement ; aussi, selon Marion, voit-on celles qui n'obtiennent pas la dispense des récréations de plein air être moroses, endormies, et grelotter sur place, sans prendre part à aucun amusement nécessitant de l'activité musculaire ; d'où ces conséquences déplorables : anémie, névrose, troubles digestifs, mauvaise nutrition, stases sanguines, et, à la limite, la phtisie ou le détraquement du système nerveux [1].

D'une manière générale, tout exercice qui contribue à développer le corps et à fortifier les muscles est utile à la condition de rester modéré. La vie au grand air donnera toujours des résultats excellents. Point n'est besoin de procédés compliqués. Un officier de la marine, M. Hébert, a su créer naguère une méthode de régénération physique qui métamorphose en peu de temps l'organisme le plus chétif. Grâce à une heure seulement, chaque jour, d'exercices en plein air, il obtient en moins d'une année la transformation complète de jeunes matelots malingres et plus ou moins tarés. Au bout de quelques mois, ces hommes, aussi bien que les mousses ou les pupilles, en arrivent à présenter une musculature superbe, presque athlétique, en même temps que l'apparence d'une santé irréprochable.

Au dernier congrès des exercices physiques le

---

1. Marion. *L'éducation des jeunes filles*.

D' H. Méry résumait les principes qui doivent présider à l'éducation physique de l'enfant. Cette éducation se divise en deux périodes :

« Dans la première, de sept à treize ans, on donnera la préférence aux mouvements de gymnastique respiratoire et aux mouvements s'opposant aux déformations scolaires. Pour les jeux, on s'adressera aux jeux récréatifs, et, de préférence, aux jeux de plein air. On n'oubliera pas les exercices physiques naturels, la marche, le saut, la course et, comme exercices d'application, la natation.

« Dans la deuxième période qui s'étend de la puberté à la sortie du lycée, sans oublier la gymnastique respiratoire, on pourra favoriser le développement musculaire : un peu de gymnastique athlétique, aux agrès. On développera les exercices physiques naturels : course, marche, saut ; les exercices d'application : la boxe, l'escrime, la lutte.

« Les jeux sportifs pourront être autorisés sans être imposés.

« C'est dans cette période que les travaux manuels pourront rendre le maximum de services[1]. »

Les travaux manuels doivent être en effet, conseillés au même titre que les exercices physiques et, dans quelques cas particuliers, peuvent rendre des services équivalents. Certains médecins étrangers les ont employés contre les psychonévroses et en ont obtenu de très bons résultats. Cette ac-

1. Congrès international de l'Education physique, Paris, mars 1913.

tion curative peut tout aussi bien s'exercer à titre préventif et, chez certains adolescents trop
nerveux ou déjà épuisés par l'effort intellectuel,
contribuer à ramener l'équilibre du système nerveux. Jean-Jacques Rousseau voulait qu'Emile ap-
prît un métier, non seulement dans un but de
développement moral, mais aussi dans un but
hygiénique, le grand secret de l'éducation étant,
selon lui, de faire que les exercices du corps et
ceux de l'esprit servent toujours de délassement
les uns aux autres [1].

La plupart des méthodes d'éducation physique
donnent de bons résultats. On peut les associer ou
choisir dans chacune d'elles ce qu'elles ont de
meilleur, mais quelle que soit celle que l'on choi-
sisse, elle devra se plier au tempérament et se
mesurer à la force et à la résistance des enfants
nerveux. Nous savons que, chez eux, l'impulsion
est vive, parfois impétueuse, mais invariablement
suivie d'un épuisement rapide. Les exercices violents ne conviennent donc pas ; ils débilitent au
lieu de fortifier et conduisent au surmenage physique qui compte parmi les causes les plus certaines des névropathies. M. Grasset nous rappelle
qu'Aristote avait déjà fait, dans sa *Politique*, cette
remarque qu'il ne convient pas de fatiguer le
corps et l'intelligence en même temps et que les
exercices des jeunes adolescents qui s'instrui-
sent doivent, dans tous les cas, être modérés.
C'est-à-dire que d'une façon générale et à plus

1. J.-J. Rousseau. *Emile.*

forte raison en ce qui concerne les sujets qui
nous occupent, l'athlétisme et les sports qui exigent un grand développement de force et occasionnent de grandes fatigues demeurent interdits.

L'éducation de l'enfant doit tendre à développer ses qualités et à corriger ses défauts. Il convient donc d'instituer non seulement des exercices communs d'ordre général, mais encore tout
un ensemble d'exercices appropriés aux dispositions de chacun et dirigés vers le redressement de
ses défectuosités physiques.

On ne peut demander à ces jeunes filles dont
Dupanloup nous parlait tout à l'heure de se livrer
à des exercices violents pour lesquels elles ont
une répugnance invincible. Il en est de même de
ces jeunes intellectuels qui ont sucé avec l'internat et les études livresques le mépris des jeux de
plein air, dont la musculature est nulle et le thorax rétréci. L'être sain, au corps parfaitement
équilibré, est, de nos jours, une exception. Il faut
donc tenir compte de ce que les méthodes d'éducation physique auront à s'appliquer à des insuf-
fisants musculaires. Le collégien a grandi et s'est
développé en dehors des lois naturelles ; tout
son corps est à refaire morceau par morceau,
disent les maîtres de l'éducation physique. On ne
peut donc intervenir, en ce qui le concerne, que
peu à peu et par des procédés *analytiques*. Mais
lorsqu'il aura été doté par la gymnastique élémentaire d'un thorax amplifié et de muscles normaux,
il pourra se mêler avec mesure et prudence aux
jeux qui exigent de la force et de l'adresse.

Aux exercices physiques sagement mesurés il convient de joindre l'hydrothérapie qui, chez l'adolescent, est peut-être le meilleur remède préventif et curatif du nervosisme, quelles qu'en soient les manifestations. C'est par l'eau froide appliquée sur la peau sous forme d'affusions, de bains, de douches, qu'Asclépiade de Bithynie, au temps de Cicéron, traitait et guérissait à Rome les névroses. Bien qu'on n'aimât guère l'eau froide au XVIII° siècle, ce n'en est pas moins par elle que Pomme, l'historien des affections vaporeuses, conseillait de traiter ces dernières.

Les médecins hydropathes sont unanimes à penser qu'on ne saurait soumettre de trop bonne heure aux pratiques hydrothérapiques les enfants marqués de quelque prédisposition héréditaire, surtout d'ordre nerveux, et qu'il est rationnel de compter sur ce moyen pour en empêcher l'éclosion. L'hygiène hydrothérapique, avec ses multiples procédés, n'est pas moins utile à l'enfant à qui la puberté apporte son déséquilibre organique, ses maladies de croissance et ses névropathies.

Elle est le moyen de choix contre l'éveil prématuré des sens. Le froid, en effet, ainsi que l'a fait remarquer Marro [1], est le grand modérateur de l'activité sexuelle. Dans les climats froids, la puberté est plus tardive, les mœurs sont plus pures. Plus le corps est exposé au froid et plus est reculé l'avènement de la sexualité. Non seu-

---

1. Marro. *La Puberté*. Paris, 1902.

lement Marro a obtenu d'excellents résultats par l'usage de l'eau froide chez les jeunes gens dont les sens étaient prématurément excités, mais il en a guéri dont les impulsions génitales avaient un véritable caractère pathologique. Cette action spéciale du froid n'était pas ignorée des anciens qui l'employaient de différentes manières pour éteindre les désirs et supprimer les rêves érotiques des athlètes.

En même temps que l'eau froide, les exercices physiques ont une action nettement préventive contre l'éveil prématuré de l'imagination et des sens et, à ce titre, ils nécessitent une mention particulière. « C'est, dit Jean-Jacques à propos d'Emile, en exerçant son corps à des travaux pénibles que j'arrête l'activité de l'imagination qui l'entraîne. Quand les bras travaillent beaucoup, l'imagination se repose ; quand le corps est bien las, le cœur ne s'échauffe point. »

*
* *

Soit que leur impressionnabilité paralyse chez eux le mécanisme de l'inhibition, soit que leur suggestibilité les mette dans des conditions spéciales, l'imitation, chez les nerveux, joue un rôle capital. De là l'indication de les soustraire à toutes les contagions mentales.

Nous avons signalé précédemment avec quelle facilité les tics se transmettent par imitation. Il en est de même de toutes les manifestations spasmodiques. La vue d'une attaque de nerfs peut en provoquer une semblable chez une personne qui n'en a jamais eu auparavant ; et il ne s'agit pas seulement, dans ce cas, d'une simple influence morale, du choc émotif causé par le spectacle des convulsions, mais d'une véritable imitation, l'attaque provoquée reproduisant les traits de l'attaque provocatrice.

Un jour de première communion à l'église Saint-Roch raconte un vieux médecin, une fillette est prise subitement de convulsions pendant la messe : dans l'espace d'une demi-heure, cinquante à soixante femmes tombèrent successivement en attaques semblables.

Un médecin de Berlin publia, en 1893, le cas d'une fillette de dix ans qui, pendant la classe, fut prise de tremblements suivis de mouvements convulsifs : plusieurs enfants ne tardèrent pas à l'imiter ; au bout d'un mois, il y eut vingt convulsionnaires, et trente-huit à la fin de l'année scolaire. L'école était mixte, mais aucun garçon ne figurait au nombre des enfants atteints.

En 1896, dans une maison de correction pour jeunes filles des environs de Berne, une fillette de treize ans fut prise de chorée rythmique ; en moins d'un mois trente-trois étaient atteintes du même mal.

Un médecin hongrois publiait, il y a quelques années, la relation d'une épidémie de chorée laryngée survenue dans un orphelinat de filles de Budapesth : plusieurs élèves se mirent successivement à tousser d'une façon étrange ; elles ne guérirent que quand on les eut isolées les unes des autres.

A une certaine époque, les couvents étaient de véritables foyers de névropathies développés par l'imitation. Sans parler des épidémies d'un caractère plus spécialement religieux comme celles où la possession démoniaque était en jeu, on en peut citer de moins impressionnants, comme celle-ci que suscita une religieuse d'un couvent d'Allemagne : s'étant mise à mordre ses compagnes, toutes ne tardèrent pas à s'entremordre et cette singulière épidémie se propagea à d'autres couvents, non seulement d'Allemagne, mais de Hollande et de Rome. Une religieuse d'un couvent de France ayant contracté l'habitude de miauler, toutes ses compagnes se mirent peu à peu à en faire autant.

Ces exemples, que nous pourrions multiplier à l'infini, montrent bien les dangers de l'imitation pour la propagation de certaines affections nerveuses. Cette imitation n'est pas seulement involontaire ; elle est en outre inconsciente et automatique. On a vu des sujets s'efforcer de lutter contre la contagion et n'y pouvoir réussir.

Mais ce ne sont pas seulement des phénomènes purement physiques dont on observe la propagation d'un individu à l'autre par imitation : ce sont aussi des phénomènes psychiques, des sentiments, des idées et des actes. Les épidémies de suicide, depuis celle des filles de Milet, se compteraient par centaines si on voulait les dénombrer. Chez les jeunes sujets émotifs la vue ou la rela-

tion d'un fait de mort volontaire peut parfois
suffire à éveiller une impulsion irrésistible au
suicide. Une jeune fille de dix-huit ans se tue
pour un chagrin d'amour : quelques mois après
sa cousine âgée de vingt ans, se donne à son tour
la mort sans motif plausible. On a vu, il y a une
trentaine d'années, deux jeunes gens, dans un
lycée de Paris, se pendre à la même colonne à
quelques années d'intervalle ; et, en 1897, deux
élèves d'un collège anglais, en l'espace de quelques jours, s'ôtaient la vie dans les mêmes conditions.

En 1912, certains journaux appelaient l'attention sur une épidémie de suicides qui sévissait
avec force depuis de longs mois parmi la jeunesse russe : « La quantité de suicides quotidiens
dans les grands centres, lisait-on dans l'un d'eux,
est effrayante. Pour tous, le motif est le même :
la vie ne vaut pas d'être vécue. Les journaux consacrent des colonnes à cette névrose des jeunes
gens. Des ligues où la mort est tirée au sort par
les adhérents, sont signalées à Saint-Pétersbourg
et à Moscou [1]. »

Ce ne sont donc pas seulement les gestes, mais
encore les états d'âme, les sentiments, les pensées,
qui se communiquent par contagion mentale. Le
rôle de l'imitation dans l'exécution de certains
crimes est des plus évidents. C'est toujours par
séries que l'on voit se produire les vitriolages,
les coups de revolver, les empoisonnements et les

---

1. *Le Temps*, 13 mars 1912.

cadavres expédiés dans des malles par chemin de
de fer. Après le crime de Billoir qui coupa une
femme en morceaux, on vit une dizaine d'assassins user du même procédé contre leurs malheu-
reuses victimes.

Le rôle de l'imitation au point de vue psychologique se ramène, dans la plupart des cas, à une
influence de milieu. Nous avons vu précédemment
que le milieu est précisément l'un des plus puis-
sants facteurs d'éducation morale. La suggestibilité de l'enfant, sa tendance naturelle à l'imitation,
le poussent à se modeler sur ceux qui l'entourent,
à se pénétrer de principes et à contracter des habitudes d'esprit qui deviendront plus tard inconsciemment pour lui autant de règles de conduite.
Jean-Jacques Rousseau raconte en quelques mots
saisissants comment, de délicat et de hautain qu'il
était, il fut rapidement amené à des habitudes
morales complètement opposées par un patron
rustre et violent : « Les goûts les plus vils, la
plus basse polissonnerie succédèrent à mes aimables amusements. Il faut que, malgré l'éducation
la plus honnête, j'eusse un grand penchant à dé-
générer, car cela se fit très rapidement ». Les
faibles, les timides, les scrupuleux se laissent
facilement séduire par les défauts les plus opposés à leur nature, défauts pour lesquels ils éprouvent une sorte d'admiration instinctive ; c'est
pourquoi l'on en voit qui, sans être dénués d'une
certaine moralité innée, n'en subissent pas moins
presque sans résistance les entraînements les plus
dangereux.

Les médecins qui ont étudié les criminels dans les prisons sont unanimes sur ce point que l'abandon moral, l'absence d'éducation, le mauvais exemple au sein de la famille jouent le rôle principal dans le développement et la propagation de la délinquance. Plus tard, quand l'enfant devenu adolescent sort de la famille pour entrer à l'atelier, le péril n'est pas conjuré s'il n'est surveillé et mis en garde contre l'influence des camarades vicieux et dépravés. Neuf fois sur dix, a-t-on remarqué, le premier délit est commis de complicité avec un autre individu ordinairement plus âgé, qui a eu l'initiative.

Il est bien instructif, ce passage des mémoires d'un assassin de seize ans qui avait voulu tuer sa bienfaitrice pour lui voler quelques francs : « Abandonné de bonne heure à faire toutes mes volontés, ça ne doit pas paraître drôle que je n'aime pas le travail. J'ai suivi le principal défaut de mon père, l'habitude de boire de l'absinthe. Quand j'avais de l'argent, j'en buvais toujours le moins deux ou trois verres par jour. N'aimant pas le travail, je ne pensais qu'à *gouaper*... Vous vous plaignez que j'ai déshonoré la famille : vous n'avez que ce que vous méritez. »

Au point de vue de l'éducation, le spectacle de la rue est plein de dangers. Tout ce qui s'y voit, s'y dit ou s'y passe a son importance et exerce une action le plus souvent mauvaise, sur l'imagination des adolescents. Les journaux, par l'étalage de leurs manchettes suggestives, par leurs récits intentionnellement dramatisés des crimes

quotidiens, par leurs illustrations de scènes san-
glantes ou pornographiques, suggèrent à tout
venant l'idée du mal et le goût du sang. Dans le
livre de P. Aubry sur la contagion du meurtre,
on peut lire, entre autres aveux significatifs à cet
égard, un fragment des mémoires d'un assassin
célèbre où il est dit que la partie la plus nombreuse de la population n'achète les journaux que
pour lire les faits divers et la relation du crime
du jour. C'est par l'imitation et la contagion que
l'on peut expliquer de nos jours la recrudescence
de la criminalité juvénile.

Nous avons fait ressortir, dans une autre partie
de ce livre, l'influence néfaste des lectures malsaines sur l'esprit des prédisposés. Elles n'ont pas
seulement pour effet de développer leur tendance
à la rêverie, de troubler leur jugement, d'ébranler leur sensibilité morale jusqu'à la névrose,
jusqu'à la folie ; elles ne sont pas moins dangereuses pour leur suggestibilité qu'elles stimulent
avec excès et peuvent orienter dans les voies dangereuses du vice ou du crime. Il n'est pas rare,
dans les enquêtes auxquelles se livre la justice
sur les habitudes morales des criminels, de constater que les adolescents meurtriers dont le nombre se multiplie de plus en plus à notre époque,
se nourrissent abondamment de cette littérature
populaire spéciale dont les crimes forment l'unique sujet, où le sang coule à chaque page, et où
se meut exclusivement un monde d'apaches, de
voleurs et d'assassins.

Enfin les suggestions du milieu iraient jusqu'à

multiplier directement le nombre des névroses à
en croire certains neurologistes qui prétendent que
si les maladies nerveuses ont pris tant d'extension
de nos jours, c'est qu'on en a trop parlé et qu'on
a trop initié le public à ces questions dont le caractère est pour lui d'autant plus impressionnant
qu'il est le plus souvent enveloppé d'étrangeté et
de mystère.

*
* *

Le choix d'une profession est important pour le
jeune homme, car le meilleur préservatif d'une
foule de désordres nerveux est d'avoir dans la vie
un but vers lequel orienter la pensée, une obliga-
tion de vouloir et d'agir, des devoirs où épancher
le trop plein de la sensibilité affective. On voit
même certains états de déséquilibration nerveuse
réprimés dans une certaine mesure par l'exercice
régulier d'une profession. Que de gens portés à
l'ennui et à la tristesse pour qui un travail acharné
est le seul dérivatif efficace. Je connais un professeur qui, depuis sa jeunesse, est en proie à une
psychasthénie tenace : tout, dans le cours ordinaire
de la vie, lui est sujet d'indécision, d'angoisse et
de désespoir. Cependant il s'acquitte avec ponc-
tualité de ses fonctions qui procurent à son émotivité une dérivation très favorable et qui sont,
pour son esprit souffrant, l'occasion d'une détente
et d'un repos très précieux.

Il y a quelque chose d'électif dans beaucoup de
phénomènes morbides de l'esprit et les obligations professionnelles semblent un domaine où ils

n'ont pas habituellement accès. La raison fait ainsi
sa part à la névrose et ne lui permet pas d'em-
piéter sur son propre domaine. Par exemple, la
peur, ce sentiment si irrésistible qu'il semble
échapper à tout contrôle de la personnalité, n'est
pas exclusive des occupations dont elle semblerait
devoir éloigner le plus : on cite des officiers, qui,
seuls, ont peur la nuit dans l'obscurité de leur
chambre, et qui sans le moindre émoi, vont faire
leur ronde aux avant-postes. J'ai vu citer quelque
part le cas d'un chirurgien qui ne pouvait pénétrer seul le soir dans son appartement sans être
pris d'angoisse et de sueurs profuses, qui pleurait
quand le client qu'il opérait accusait de vives souffrances et qui n'en exécutait pas moins, avec une
habileté impeccable, les opérations les plus délicates.

En principe, on peut dire qu'il n'y a guère de
professions qui ne puissent être convenablement
remplies sans entraîner de troubles nerveux. Le
prédisposé fera bien, cependant, d'éviter celles
qui obligent à des écarts de régime et occasionnent
le manque de sommeil, des fatigues excessives et
un surmenage physique et moral. Le négoce, la
finance, les grandes affaires, avec leurs émotions,
leurs soucis et le genre de vie épuisant qu'elles
imposent, ne lui sont pas favorables, pas plus,
d'ailleurs, que la politique, le journalisme et la
plupart des carrières artistiques avec leurs ambitions exaspérées, leurs déceptions et leurs déboires.

La plupart des carrières libérales, y compris la
carrière militaire, offriront un champ plus propice

à son activité. En dehors des heures de service qu'elles imposent, l'esprit peut se détendre et déposer un moment le fardeau des préoccupations et des soucis professionnels. Par la régularité qu'elles assurent à la vie de tous les jours, elles favorisent l'équilibre des fonctions physiologiques. Mais, avant tout, et sans oublier que la vie la plus hygiénique est celle qui convient le mieux à la neutralisation de ses tendances morbides, le jeune homme nerveux devra consulter ses aptitudes, ses goûts, et s'il se sent une vocation bien déterminée, s'y conformer dans la mesure du possible.

Comme il ne faut rien de bas ni de faible dans les arts qui ne sont pas absolument nécessaires, on n'y devrait admettre, selon Fénelon [1], que les jeunes gens d'un génie qui promet beaucoup et qui tend à la perfection. De tels préceptes, applicables peut-être dans une Salente idéale, ne le sont guère dans notre société moderne. Sait-on jamais, d'ailleurs, quel papillon sortira de la chrysalide? Les tendances artistiques, si communes chez les nerveux, ne doivent donc pas être systématiquement réprimées. Mieux vaut les surveiller, les diriger, en s'opposant aux écarts où peut entraîner une imagination désordonnée. L'étude des arts n'est peut-être pas une bonne préparation à la vie pratique, quoiqu'elle n'y soit pas nécessairement opposée ; mais en fournissant un dérivatif à la sensibilité, elle la maintient dans une direction contraire aux satisfactions sensuelles et égoïstes. Les

1. Fénelon. *Télémaque.*

vocations artistiques se révèlent d'ailleurs de bonne heure : de quatre à douze ans pour les musiciens, vers la quatorzième année pour les peintres, vers seize ans pour les poètes et chez des hommes comme Mozart, Haydn, Haendel, Gœthe, Byron, Victor Hugo, elles se développent à la façon d'une force impérieuse et irrésistible.

L'état militaire, avec sa discipline, ses fatigues, sa vie rude et sans confort, convient-il aux nerveux ? C'est là une question complexe qui doit nous arrêter un instant. La réponse ne dépend pas seulement de la nature des tendances nerveuses des sujets, elle dépend aussi de leur intelligence et de leur caractère.

De nombreux médecins sont d'avis que la vie militaire est non seulement possible pour les jeunes gens à tendances neurasthéniques, mais encore qu'elle leur est le plus souvent salutaire. Elle les trempe, en quelque sorte, au point de vue physique et moral ; elle les oblige à détourner leur attention d'eux-mêmes et, par l'entraînement à la fatigue, les fortifie et les endurcit. On voit en effet des adolescents délicats complètement transformés au bout d'un an de caserne ; mais c'est à la condition qu'ils ne soient pas dénués de quelques qualités morales, d'intelligence, d'amour-propre et qu'ils puissent résister dès le début à leurs tendances hypocondriaques.

« Cette vie toute particulière, dit un spécialiste, convient admirablement au névrosé, parce qu'elle le place sous une discipline inéluctable et qu'elle l'oblige à l'effort corporel régulier, soutenu, sans

participation fatigante de son intelligence et surtout de sa sensibilité. Certains jeunes gens hypo-
condriaques, affaissés, pessimistes, d'une non valeur absolue, se sont régénérés au régiment [1]. »
L'auteur ajoute avec raison que si ces jeunes gens
rencontrent chez leurs officiers une autorité bienveillante autant que ferme, le succès est assuré.
C'est là, en effet, une circonstance des plus heureuses ; le nerveux émotif a besoin d'appui, de
direction dans sa lutte contre lui-même.

La discipline militaire apprend à se taire, à
obéir, à conserver ou à acquérir la maîtrise de
soi-même. Elle refrène les instincts anti-sociaux ;
elle moralise ; mais c'est à la condition que le
jeune soldat ne soit pas entièrement dénué de
tendances morales innées et qu'il ne fasse pas partie de ce groupe nombreux et disparate des instables, des inadaptables, des incorrigibles et des
pervers. Il n'est pas de médecin ayant quelque
expérience des choses militaires qui n'ait observé
la détestable influence de ce milieu sur la catégorie d'incorrects et de nerveux dont nous parlons.
« Tantôt abattus, tristes, découragés, dit un médecin militaire, ces jeunes gens se montrent à
d'autres moments entêtés, rebelles à tout frein, à
toute discipline ; dépourvus de jugement et de
raisonnement, ils obéissent à leurs impulsions du
moment sans s'occuper des conséquences de leurs
actes ». Leurs incartades passent pour de simples fautes volontaires qui les exposent aux répres-

1. Congrès des aliénistes et neurologistes. Nantes, 1909.

sions les plus rigoureuses. Ce sont eux qui peuplent les prisons et donnent de la besogne aux Conseils de guerre. Ils s'engagent le plus souvent sans réfléchir, contraints par les circonstances où sous la pression de leur famille qui compte sur la rude contrainte de l'état militaire pour assagir et ramener la brebis égarée. Mais le calcul est faux, les prévisions déjouées. Après quelques mois, une année, la moitié au moins de cette catégorie d'engagés ne sont déjà plus dans le rang; on a dû les réformer, les changer de corps ; ils ont subi des condamnations ou ils ont déserté. C'est donc, à tous les points de vue, un mauvais calcul de pousser au régiment ce qu'on est convenu d'appeler les « mauvaises têtes ».

Guyau a fait ressortir le danger qu'il peut y avoir pour la race à ce que les enfants poursuivent la même condition sociale que les pères, toutes les fois du moins que cette profession, comme celle d'artiste, d'homme politique, de savant, a exigé une dépense nerveuse considérable. « Les hommes célèbres, dit-il, sont des enfants prodigues, et le capital qu'ils dépensent ne vient pas d'eux. » Là nature s'enrichit en dormant, mais nous ne savons plus dormir. Les générations sont toujours éveillées, toujours à la peine. Si l'on veut qu'un tel effort ininterrompu soit possible, il faut que nos fils soient autres que nous. Ces paroles sont judicieuses et le précepte est bon. Ne manquons pas d'observer, cepen-

---

1. Guyau. *Education et hérédité*. Peris.

dant, que beaucoup de nerveux se conforment
instinctivement aux conseils du philosophe, soit
qu'ils aient des aptitudes et des tendances d'esprit différentes de celles de leurs pères, soit que
la nature épuisée ait été vis-à-vis d'eux avare de
ses dons. C'est dans les familles névropathiques
que le phénomène de la variation est le plus fréquent ; c'est-à-dire que le système nerveux, dans
son développement organique et ses modalités
fonctionnelles, a le plus de tendances à s'écarter
des conditions normales.

*
* *

Un des plus grands dangers qui menacent les
adolescents de race névropathique réside dans les
diverses formes d'intoxication ethnique et en particulier dans les boissons spiritueuses. Si l'on en
voit quelques-uns manifester une répugnance instinctive pour les divers excitants, la plupart montrent, au contraire, une tendance fâcheuse à en
abuser. C'est par une sorte de besoin morbide de
leur tempérament déséquilibré qu'ils sont portés
à rechercher, non pas précisément le genre de
volupté que ces poisons procurent, mais surtout
l'excitation factice, de courte durée et invariablement suivie d'une dépression plus ou moinsgrande,
qu'ils apportent au système nerveux. Les médecins spécialistes sont quelquefois consultés pour
des jeunes filles du meilleur monde qui s'adonnent en cachette aux boissons fortes, soit aux premiers signes de la nubilité, soit à l'occasion du

retour de la période mensuelle. Exceptionnellement cette passion conserve les allures intermittentes et paroxystiques d'une véritable psychose :
la dipsomanie ; le plus souvent lorsqu'elle n'est
pas combattue, elle tend de plus en plus vers
l'ivrognerie pure et simple. La femme du Régent,
fille de Louis XIV, était notoirement adonnée aux
excès alcooliques. Mme de Vendôme, petite-fille
du grand Condé, mourut à quarante et un an, nous
dit Saint-Simon, « blasée de liqueurs fortes dont
elle avait son cabinet rempli ». « S'enivrer est
chose fort répandue chez les femmes de France »,
écrivait Madame, belle-sœur du Roi-Soleil. Beaucoup d'adolescents, dès qu ils en ont la possibilité, se livrent avec une sorte de fureur aux excès
bachiques. Si ce n'est eux, ce sera leurs sœurs,
leurs frères ou leurs pareils qui, plus tard, s'adon-
neront à la morphine, à l'opium, à l'éther, au
chloral ou à la cocaïne. L'usage crée le besoin et,
peu à peu, l'habitude, qui devient tyrannique et
enfin irrésistible. On voit des morphinomanes dont
les frères sont dipsomanes ou alcooliques.

L'alcool est le plus dangereux de tous les excitants parce qu'il est le plus répandu, et celui devant lequel presque aucun préjugé ne se dresse,
contre lequel on ne songe pas à se mettre en garde.
L'ivresse n'est-elle pas considérée dans certains
milieux comme une peccadille ? Par suite d'une
aberration coupable, les mœurs, les lois, et, dans
une certaine mesure, l'éducation en favorisent la
diffusion universelle.

Et, cependant, c'est à l'éducation qu'il faut

s'adresser, pour enrayer le fléau de l'alcoolisme
dont nous mourons, d'autant que son pouvoir n'est
pas vain. Les femmes en général sacrifient beaucoup moins que les hommes à l'alcool et cela par
pure éducation, car on observe que, dans certains
bas-fonds de la société, les abus sont aussi fréquents dans un sexe que dans l'autre. Les nations
qui ont voulu se désalcooliser y sont parvenues
par de simples mesures législatives.

Un fait aujourd'hui bien démontré, c'est que
l'alcoolisme est pour l'individu un formidable
agent de dégénérescence mentale dont les deux
principaux aspects sont la folie et le crime. La
criminalité, en France, est proportionnelle à la
consommation de l'alcool et plus de la moitié des
criminels sont alcooliques. L'alcoolisme, la folie
et le crime, écrit un spécialiste, forment une sombre trilogie où tout se tient et s'enchaîne. Si l'on
réfléchit que le buveur d'habitude donne souvent
naissance à un convulsif, à un épileptique ou encore à un imbécile ou à un idiot, on ne saurait
être surpris qu'il y ait aussi place pour le crime
dans sa descendance et que ce soit parmi elle
que se recrute le criminel juvénile : « Entre ces
deux êtres atypiques, que d'analogies ! Mêmes
stigmates physiques de dégénérescence, mêmes
tendances impulsives ; enfin, apparition presque
au même âge de la vie, ici des premières manifestations comitiales, là des tendances décisives
au crime [1]. »

1. P. Garnier. Alcoolisme et criminalité (*Annales d'hygiène*,
1901).

L'alcool, avons-nous dit précédemment, est la pierre de touche des fonctions cérébrales. Peu nocif au début chez l'individu normal, il est extrêmement malfaisant chez le déséquilibré dont il trouble aussitôt l'activité psychique et déclenche les tendances morbides. Chez les uns il attaque surtout les facultés intellectuelles et, de l'ivresse, les conduit rapidement au délire et aux actes désordonnés et dangereux. Chez les autres, il affecte de préférence les facultés morales, trouble les sentiments, développe les velléités vaniteuses, donne libre carrière aux instincts vicieux et aux impulsions coupables. Beaucoup de crimes passionnels ou d'attentats immoraux sont commis sous l'influence exclusive de l'alcool.

Il est un des agents provocateurs des grandes maladies nerveuses : il fait naître certaines épilepsies qui, en dehors de l'intoxication dont il est la cause, ne se seraient peut-être jamais manifestées. Le nombre des fous qui, dans certains milieux, doivent leurs troubles mentaux à l'alcool est presque impossible à exagérer. Enfin, il provoque directement l'éclosion d'une psychose spéciale, le délire alcoolique, dont les symptômes sont des plus graves et quelquefois mortels.

Il faut donc, par tous les moyens possibles, mettre en garde le nerveux contre les dangers multiples que lui fait courir l'alcool, et en dernier lieu, et comme en dépit de cause, s'efforcer de lui inculquer l'idée que l'immunité relative contre le poison dont il voit jouir les autres n'existe pas pour lui.

Le tabac fournit encore aux nerveux un excitant nuisible à leur tempérament particulier. Beaucoup en ont une habitude si tyrannique qu'ils ne sauraient à aucun prix s'en passer. Cependant les phénomènes toxiques qu'il occasionne ne sont pas négligeables : outre les tremblements, les vertiges, les troubles de la vue, les palpitations, il agit défavorablement sur la mémoire et pousse à l'indolence et à la paresse. On a remarqué que certains adolescents qui, au sortir du collège, se mettent à fumer à outrance deviennent promptement incapables de tout travail sérieux. Mais l'usage du tabac a un autre inconvénient peut-être plus grave, qui est de favoriser et d'entretenir chez beaucoup de gens les habitudes alcooliques et, par conséquent, de favoriser le développement de cette intoxication.

*
* *

Ce n'est pas assez de s'efforcer d'atténuer, par une hygiène physique et morale bien comprise, les tendances morbides que l'on voit poindre chez les enfants. Il serait mieux encore de les prévenir en ne procédant à l'acte de la procréation que dans des circonstances reconnues favorables.

Déterminer exactement les mesures les plus propices à la génération des sujets sains et vigoureux, tel est le but d'une science nouvelle, l'Eugénique, qui a déjà, aux Etats-Unis, en Angleterre, et en France, ses sociétés et ses organes. Elle est encore au berceau : souhaitons qu'elle grandisse pour le plus grand bien de l'humanité[1]. En attendant qu'elle ait découvert et codifié les règles en vertu desquelles on sera en quelque sorte en droit d'obtenir des enfants bien doués au point de vue des qualités physiques, intellectuelles et morales, il est sage de ne point méconnaître les principales conditions que l'on sait d'ores et déjà susceptibles d'influer défavorablement sur la santé de nos descendants.

Nous avons déjà exposé sommairement, au début de ce livre, les principales circonstances dans lesquelles prennent naissance les tares qui constituent ce qu'on appelle la dégénérescence ; nous ne ferons que rappeler les principales : unions mal assorties, entre époux trop jeunes, trop vieux, ou d'âges trop différents ; infractions à l'hygiène physique et morale au temps même de la conception ou pendant la gestation ; ivresse, alcoolisme, intoxications, infections, chocs émotifs, impressions morales trop fortes ou trop longtemps prolongées. Mais il en est une qui, par son universalité, dépasse en importance toutes les autres et qui exige que nous nous y arrêtions encore un instant : c'est l'hérédité.

Il y a quelque mélancolie à voir que l'homme se soucie infiniment de l'ascendance de ses chevaux et de son bétail et qu'il ne prend presque jamais garde à la sienne propre ou à celle de la compagne à laquelle il s'allie. Les races princières elles-mêmes, les aristocraties si fières de leurs

---

1. Adolphe Landry. *Revue Bleue*, 1913.

origines, ne s'attachent qu'à des considérations
de pure étiquette ou de banal intérêt, au point
d'accumuler comme à plaisir sur la tête de leur
postérité, les germes de dissolution et de mort.
Esquirol, il y a près d'un siècle, signalant le rôle
capital de l'hérédité dans les psychoses, appelait
l'attention sur le danger de l'hérédité conver-
gente et de la consanguinité; il remarquait qu'elle
sévissait en Angleterre parmi les catholiques qui
s'allient toujours entre eux, et en France, dans
les familles des grands seigneurs qui sont presque
tous parents. « Quelle leçon, concluait-il, pour les
pères qui, dans le mariage de leurs enfants, con-
sultent plutôt leur ambition que la santé de leurs
descendants [1] ! » Ces paroles n'ont rien perdu de
leur importance.

A la vérité, la transmission des tendances névropathiques n'est pas fatale, et l'union d'une
personne prédisposée avec une personne saine
peut donner des rejetons indemnes. Il ne faut pas
oublier toutefois qu'à cette loterie, selon l'expression pittoresque d'un physiologiste, les bons ris-
quent plus de perdre que les mauvais à gagner.
Morel, à qui il convient toujours de revenir quand
on parle d'hérédité morbide, résume dans les
quelques phrases suggestives suivantes, les divers
aspects de ce problème : « Il est incontestable que
bien des circonstances sont de nature à briser cet
enchaînement pour ainsi dire fatal des faits pathologiques. Les alliances régénératrices, et une

---

1. Esquirol. *Maladies mentales*. Paris, 1838.

direction spéciale, hygiénique, intellectuelle et
morale donnée aux descendants, peuvent arrêter
ces derniers sur la pente d'une dégradation suc-
cessive. Cependant l'observateur rigoureux se
tiendra en garde contre la marche insidieuse des
transmissions héréditaires qui, tantôt sautent
une génération et tantôt se révèlent chez les descendants par des névropathies douloureuses et
bizarres, parfois aussi par des excentricités de caractère et des tendances immorales ». C'est en
effet un point digne de remarque que, névroses
ou psychoses, toutes les modalités morbides qui
affectent les centres nerveux sont susceptibles
de se transformer les unes dans les autres par la
génération.

Et c'est là, il faut bien le dire, ce qui rend le
problème si compliqué et si difficile. Les manifestations de la prédisposition névropathique sont si
nombreuses qu'il faudrait presque renoncer au
mariage si l'on voulait s'en tenir strictement aux
principes absolus de la prophylaxie. En pratique,
on est bien obligé de descendre de cet empyrée
et de faire de chaque cas particulier ce qu'on
appelle une question d'espèce. En se plaçant à ce
point de vue, on peut arriver à quelques probabi-
lités d'ordre pratique, si l'on met d'abord un véto
absolu à toute union consanguine ou susceptible
d'associer des prédispositions nerveuses suspectes ; si l'on interdit, d'une façon générale, le
mariage aux individus atteints de grandes névroses ; et, dans les autres cas, si l'on tient un
compte sérieux de la nature de l'hérédité qui

pèse sur un sujet donné, de l'ancienneté et du nombre des cas pathologiques observés dans sa famille, du degré de sa parenté avec le dernier membre atteint.

Ce sont là, toutefois, des questions d'une telle difficulté que la solution n'en peut être abordée que par des médecins d'une grande expérience et d'une autorité incontestée. Encore s'y rencontre-t-il des difficultés d'une extrême délicatesse qui pourraient cependant être levées si, selon le conseil d'un neurologiste autorisé, les familles consentaient à en confier la solution à leurs médecins particuliers en les déliant, l'un vis-à-vis de l'autre, du secret professionnel et en s'engageant à accepter et à exécuter leur sentence, sans en exiger les motifs [1].

1. P. Grasset. *Traité international de psychologie pathologique*, t. I. Paris, 1910.

IX

L'avenir des enfants nerveux

L'armée des nerveux. Pensées optimistes. Pronostic des névroses de l'enfance : Enurésie, tics, hystérie, épilepsie, neurasthénie. — Transformations intellectuelles et morales subites chez certains adolescents. Exemples célèbres. — La supériorité intellectuelle et la névrose. Complexité du problème. Effets de la variation sur le système nerveux. Le moment du génie et les sources de l'inspiration. Les grands hommes névropathes. — Les idées obsédantes. Leur bénignité relative. Les obsédés dans la vie de tous les jours. — Rôle social des excentriques, des instables et des amoraux. — Conclusion.

Je ne voudrais pas que l'on fermât ce livre sur une impression trop pessimiste. Ce serait d'autant plus excessif que de cette boîte de Pandore qu'est le nervosisme, il ne sort pas que des maux. Bien que les individus qui, à un titre quelconque, appartiennent à la grande famille des nerveux soient légion, un très petit nombre seulement est voué aux atteintes sévères qui relèvent de la pathologie. Chez la plupart, le stigmate dont ils sont marqués s'efface peu à peu et, s'il en reste finalement quelque chose, ce n'est que

20

par une observation attentive de la manière d'être
extérieure et de la mimique, ou par une analyse
de l'humeur et du caractère que l'on peut le découvrir, à moins qu'il ne s'agisse d'arrêts de développement de l'intelligence ou du sens moral,
c'est-à-dire de tares indélébiles.

Le défaut d'équilibre en quoi se résument les
troubles nerveux et qui consiste en manifestations excessives, parfois paradoxales, toujours disproportionnées aux excitations d'où elles proviennent, s'atténue avec les années. On peut en voir
un exemple dans cette émotivité aux réactions si
vives et si prolongées de certains enfants nés sensibles, qui s'atténue si bien avec l'âge et l'expérience de la vie qu'elle finit par s'effacer devant
cette indifférence et ce « mépris bienveillant »
dont parle Anatole France.

De même qu'il y a des milliers et des milliers
de tuberculeux guéris qui font dans le monde
figure de bien portants, de même il y a un nombre illimité de gens qui, après une enfance troublée par les orages du nervosisme, coulent une
existence tout unie et exempte de complications
névropathiques. La plante parasite a été étouffée
avant son complet développement, ou, s'il en
reste quelque chose, ce ne sont que des radicelles
chétives qui n'ont plus la force de pousser des
bourgeons, si ce n'est parfois à la faveur de circonstances exceptionnelles, comme les maladies
intercurrentes, les époques critiques de la vie et
les approches de la sénilité. Si des catastrophes inattendues ne viennent pas accabler ce ré-

chappé, si les peines de la vie ne s'accumulent
pas en trop grand nombre sur sa tête ; s'il est né
dans une condition moyenne qui le mette également à l'abri de l'action déprimante et perturba-
trice des difficultés de la vie matérielle et des
sollicitations malsaines, des tentations de tout
genre qu'apporte la richesse, le nerveux a bien
des chances d'échapper à sa destinée. Les liens
invisibles dont le milieu où il vit l'enveloppe de
toutes parts contribuent au maintien de son équilibre. Les psychiatres ont mis en évidence cette
vérité que les prédisposés aux troubles de l'esprit peuvent parcourir une longue vie sans succomber à l'affection dont ils ont en eux le germe :
la prédisposition, à elle seule, n'a pas suffi à le faire
éclore et les causes occasionnelles ont fait défaut.
Il en est de même pour tous les prédisposés aux
troubles nerveux. Les troubles nerveux de l'enfance ont, dans l'immense majorité des cas, une
évolution favorable. Les affections comitiales
exceptées, ils disparaissent pour la plupart avant
la fin de l'adolescence, soit spontanément, soit
sous l'influence de mesures hygiéniques et théra-
peutiques peu compliquées. Ils ne sont, dans la
majorité des cas, que la conséquence d'un défaut
d'éducation, ou d'une éducation mal dirigée ; aussi
une éducation rationnelle jouit-elle d'un grand
pouvoir soit pour les prévenir, soit pour en hâter
la disparition.

Beaucoup de ces réactions impressionnantes
que manifestent certains enfants nerveux, convulsions, cauchemars, délire, somnambulisme, n'ont

d'autre origine que la mise en branle intempes-
tive ou trop répétée de leur émotivité et guérissent spontanément vers la fin de la première enfance. Les trois quarts des jeunes énurésiques
soumis à une psychothérapie élémentaire qui consiste à suggérer tout simplement la guérison,
guérissent en effet les uns séance tenante, les autres au bout de quelques jours ou de quelques
semaines. Non traités, tous presque sans exception, guérissent spontanément vers la fin de l'époque pubère.

Ce qui fait le tiqueur, c'est l'insuffisance du
contrôle de la conscience sur les actes moteurs.
En favorisant ce contrôle, en s'efforçant de le développer, on arrive parfois à des résultats inespé-
rés. J'ai observé plusieurs enfants dont il a été
possible de faire disparaître les tics sans autre
intervention qu'une surveillance attentive et persévérante. La rééducation, la suggestion avec ou
sans hypnose, donne aussi fréquemment de bons
résultats en dépit de certains spécialistes qui,
dans leur mépris de ce moyen de guérison, font
preuve de plus de parti pris que de psychologie
et de perspicacité.

Au surplus, bien que l'infirmité que constituent
les tics ne soit pas indifférente et qu'ils soient
ordinairement subordonnés à une imperfection
réelle, quoique n'étant pas toujours très appréciable, des facultés intellectuelles et surtout morales, elle n'a pas empêché nombre de gens de
faire leur chemin dans la vie, et, au nombre des
tiqueurs célèbres on compte des hommes d'état

de premier ordre, des capitaines, des savants, des artistes, des hommes de lettres et même des académiciens.

Parlerai-je de l'hystérie ? Voilà une expression que je n'ai pas employée une seule fois au cours de cet ouvrage, mais dont j'ai abondamment distribué la monnaie dans mes descriptions. Il faut bien que je me résigne ici à écrire ce mot synthétique, quelle que soit sa mauvaise réputation et malgré la défaveur injuste dont il jouit actuellement dans une grande partie du corps médical, sous peine de m'égarer dans un dédale d'explications confuses et trop multipliées, au sujet du pronostic des états nerveux très variés qu'il désigne. L'hystérie, donc, est une affection du système nerveux extrêmement répandue, qui se traduit par un ensemble de symptômes très touffus, très nombreux, variant aux différents âges, mais ayant ce caractère commun de puiser leur origine dans une perturbation émotionnelle. Dans l'enfance, ce sont ces phénomènes mal définis que nous avons décrits en détail et que l'on peut désigner par le terme de nervosisme, qui, à la vérité, est un peu flou, mais qui répond bien à leur imprécision. J'ai essayé de démontrer que l'énurésie, dont il vient d'être question, n'est elle-même qu'un des aspects de ce véritable protée [1]. A la puberté, ce sont surtout des attaques

---

1: A. Cullerre. *De l'incontinence d'urine dans ses rapports avec l'hystérie infantile.* Congrès des aliénistes et neurologistes. Toulouse, 1897.

nerveuses, décharges motrices d'états émotifs
intenses, mais sans profondeur ; des délires passagers, des somnambulismes ; à l'adolescence,
ces mêmes phénomènes existent encore, mais
les troubles psychiques, les altérations de la
conscience et de la personnalité, les délires, les
idées fixes, prennent incontestablement la première place. Eh bien, l'hystérie, sorte d'état constitutionnel qui prend naissance en même temps
que la vie elle-même, à l'inverse des maladies
constitutionnelles ordinaires guérit le plus souvent d'une façon complète et définitive. Charcot,
parlant de l'hystérie des enfants, aimait à répéter
qu'en dépit de sa phénoménologie impressionnante, effarante parfois, elle guérit toujours. Au
Congrès de Genève, en 1907, son successeur dans
la chaire de la Salpêtrière, le professeur F. Ray-
mond prononçait ces paroles significatives : « L'on
ne s'est pas assez préoccupé de ce que deviennent les hystériques au bout de dix, quinze, vingt,
trente ans et plus. Eh bien, je connais nombre de
ces malades, grandes hystériques pendant quelques mois ou quelques années, qui n'ont jamais eu
de rechutes. La plupart sont mariées et sont devenues d'excellentes mères de famille. Tous les
médecins qui ont eu à suivre et à soigner des
hystériques, seront, je pense, de mon avis [1]. »

L'épilepsie elle-même, ce terrible mal que sa
gravité et son pronostic placent au nombre de ces
grandes névroses que nous avons écartées de no-

---

1. Congrès des aliénistes et neurologistes. Genève, 1907.

tre programme, n'est pas toujours et dans tous les cas une affection dont on puisse dire qu'il faille renoncer à toute espérance. Son domaine est si vaste qu'il s'y rencontre nombre de formes qui ne sont pas réfractaires à l'intervention médicale et qu'un traitement bien conduit peut guérir. Bien plus, la guérison spontanée en est moins rare qu'on n'est disposé à l'admettre et il n'y a pas de spécialiste qui n'en ait observé personnellement quelques cas. Malgré les funestes effets qu'elle exerce à la longue sur les facultés intellectuelles dans la majorité des cas, les tributaires de cette affection qui conservent jusque dans la vieillesse la vigueur de leur intelligence ne constituent pas, à proprement parler, une exception. N'a-t-on pas prétendu que certains hommes de talent et même quelques grands hommes étaient atteints de cette maladie ?

La neurasthénie n'est pas une névrose de l'enfance ; elle ne se montre guère avant la fin de l'adolescence. Dans ses formes graves elle évolue peu à peu vers l'hypocondrie. Le jeune homme, à force de fixer son esprit sur les mille sensations anormales ou douloureuses qu'il éprouve, finit par s'absorber tout entier dans cette puérile analyse, y aiguise à l'excès son impressionnabilité, y laisse le peu de bon sens et de jugement dont il était doué, et tombe dans un état d'obsession durable qui le fait se croire atteint de toutes sortes de maladies. C'est l'*homme aux petits papiers* qui passe sa vie à consulter les médecins, et qui, pour être sûr de ne rien oublier, a toujours ses poches bourrées de notes copieuses consacrées à ses sensations anormales.

Mais ce type est exceptionnel. Il y a un nombre considérable de jeunes gens qui, après une période d'ébranlement neurasthénique, récupèrent leur équilibre nerveux et leur santé morale. Nous en avons cité quelques exemples illustres dans les pages que nous avons consacrées aux états névropathiques des adolescents. Evidemment, ils conservent leur constitution nerveuse spéciale, leurs tendances à l'émotivité, et, si les circonstances de la vie leur sont par trop défavorables, ils ne seront pas à l'abri de nouvelles atteintes de dépression nerveuse et d'excitation émotive ; mais pas plus pour eux que pour les autres nerveux il n'y a de destinée inéluctable.

*
* *

Le développement physique des enfants présente parfois des changements à vue qui semblent tenir du miracle. Les uns, après une période de faiblesse où leur santé a été éprouvée par toutes sortes de maladies, prennent soudain leur essor et l'on voit avec surprise leur croissance se parachever d'une manière aussi satisfaisante qu'inattendue. Le contraire s'observe aussi quelquefois. D'autres passent successivement par des phases qui rappellent, tant par les traits du visage, que par les apparences corporelles, des ancêtres différents, ou ressemblent tour à tour à la famille de leur père ou de leur mère.

Il en est de même au point de vue intellectuel et moral. Nous avons vu que la précocité de l'intelligence n'était pas nécessairement le présage d'une supériorité future et que, si quelques enfants précoces tiennent toutes leurs promesses, il en est davantage peut-être qui s'arrêtent en chemin. La plupart des grands hommes ont été, a-t-on fait remarquer, d'assez mauvais écoliers et leur enfance n'a pas toujours permis de prévoir la carrière brillante que le destin leur préparait. Ces transformations, ces renaissances dans le domaine de l'intelligence, s'observent aussi dans le domaine du moral et du caractère. L'histoire en a enregistré des exemples célèbres. Le duc de Beauvilliers, selon Saint-Simon, était un homme né violent, emporté, débauché et sensible à tous les plaisirs, qui, de fort bonne heure, devint un autre homme, uni, simple, doux, modeste, égal. L'exemple de son élève, le duc de Bourgogne, petit-fils de Louis XIV, que nous empruntons au même auteur, est encore plus extraordinaire. Ce prince était né terrible, et sa première jeunesse fit trembler. « Dur et colère jusqu'aux derniers emportements et jusque contre les choses inanimées, impétueux avec fureur, incapable de souffrir la moindre résistance, même des heures et des éléments sans entrer dans des fougues à faire craindre que tout se rompît dans son corps ; opiniâtre à l'excès et passionné pour toute espèce de volupté ; aimant le vin, la bonne chère, la chasse avec fureur et la musique avec une sorte d'enlèvement, et le jeu encore, où il ne pouvait souffrir d'être vaincu et où le danger avec lui était extrême ; enfin livré à toutes les passions et transporté de tous les plaisirs. » Il était, avec cela, enclin à la cruauté, méchant en railleries, et d'un orgueil qui lui faisait regarder les hommes, quels qu'ils fussent, comme des mouches et des atomes avec lesquels il n'avait aucune ressemblance. Cependant entre dix-huit et vingt ans, le moral de ce prince subit une transformation complète. De cet abîme sortit un prince affable, doux, humain, patient, modeste, tout appliqué à ses devoirs et les comprenant immenses [1].

Mesurées et progressives, ces transformations morales peuvent être fécondes en excellents résultats. Telle est l'histoire de beaucoup de grands vertueux, de grands saints, d'apôtres et de conducteurs d'hommes. Par contre, les conversions subites, les coups de la grâce, ainsi qu'on les désigne en langage religieux, s'écartent souvent de la norme et conduisent parfois aux aberrations de l'ascétisme le plus éloigné de la saine raison.

Jacqueline Pascal, durant son adolescence, n'avait manifesté aucune vocation pour la vie religieuse. Elle faisait des vers, jouait avec des poupées et badinait comme un enfant. A vingt et un ans, à la suite de lectures pieuses, elle se mit subitement « à goûter Dieu » et, depuis cette heure, fut toute changée. Elle vécut dès ce moment dans une austérité meurtrière, se privant de nourriture et détruisant sa santé. A l'âge de vingt-six ans

---

1. Saint-Simon. *Mémoires.*

seulement il lui fut permis d'entrer au couvent
où elle mourut à la fleur de l'âge.

Julie de Chateaubriand était, d'après son frère,
une personne charmante, pleine d'esprit naturel,
d'imagination, et douée des talents les plus brillants. Elle faisait agréablement les vers et avait
la passion d'en composer. Elle épousa, à dix-huit
ans, M. de Farcy, capitaine au régiment de Condé,
dont elle eut une fille. A trente ans, à la suite
d'une maladie, elle fit brusquement « retour à
Dieu », brûla ses manuscrits, bouleversa sa vie et
s'imposa de telles austérités qu'elle tomba dans
un profond dépérissement auquel elle finit par
succomber [1].

Ces exemples nous éloignent déjà sensiblement
de l'état physiologique. Ce ne sont plus des modifications du caractère et de l'affectivité que l'on
puisse considérer comme des phénomènes naturels mais bien de véritables crises de mysticisme
morbide; ce qui n'a rien qui puisse surprendre
si l'on veut bien se souvenir que les familles de
Pascal et de Chateaubriand étaient profondément
imprégnées de névropathie.

* *

J'ai cité, ai-je dit plus haut, des exemples de
névropathie chez des adolescents illustres. C'est
que, qu'on le veuille ou non, le nervosisme, ou
plutôt la susceptibilité originelle du système ner-

1. Chateaubriand. *Mémoires d'Outre-Tombe.*

veux, est le ferment nécessaire de la supériorité
intellectuelle et des grandes vocations dans les
diverses branches du savoir humain. Cette question de la parenté du talent et de la névrose passe
et passera longtemps encore pour un paradoxe aux
yeux des personnes étrangères aux connaissances
biologiques. C'est une chose si douloureuse, si
humiliante pour l'orgueil de l'intellectuel, de penser que cette supériorité spirituelle dont il se fait
gloire est faite, non pas d'un or pur et vierge,
mais bien d'un alliage ou quelque parcelle de
plomb vil doit nécessairement entrer pour lui con-
férer toute sa valeur ! Alors il équivoque, un peu
de partialité s'insinue malgré lui dans ses raison-
nements et il feint de croire que le biologiste
s'égare dans des confusions dont le bon sens doit
suffire à faire justice. Laissons-le à ses illusions
et rappelons simplement ces vérités élémentaires,
que l'observation établit à l'aide de preuves surabondantes : il n'y a pas de limites tranchées entre
la santé et la maladie ; ce que l'on nomme l'état
normal n'existe pas ; le talent et le génie ne se
développent que sur un terrain riche en sensibilités de toutes sortes, impressionnable à l'excès et
par conséquent d'un équilibre instable.

« S'il suffisait d'avoir les nerfs sensibles pour
être poète, a écrit G. Flaubert, je vaudrais mieux
que Shakespeare et qu'Homère. » Avoir les nerfs
sensibles est une condition nécessaire pour être
poète, assurément, mais elle n'est pas suffisante.
La sensibilité, d'un poète à un autre, est de qualité tellement différente, que celle qui convenait

précisément à l'auteur de *M*™ *Bovary* et de *Sa-
lammbô* eût très bien pu être opposée au génie
dramatique du célèbre poète anglais. D'ailleurs,
d'autres dons, sur lesquels il serait oiseux d'insister ici, ne sont pas moins indispensables. Et les
qualités personnelles ne sont pas tout encore : les
circonstances jouent un rôle capital dans l'orientation des esprits supérieurs et dans le développement de leurs carrières. De ce qu'un homme
issu de souche nerveuse s'élève à une situation
éminente dans la littérature, l'art, la science ou
la politique tandis que son frère sombre dans la
névropathie, il ne s'en suit pas nécessairement,
fait remarquer Maudsley, qu'il y ait entre eux des
différences très profondes de niveau intellectuel.
Beaucoup de gens restent dans une obscurité profonde qui eussent fait de grandes choses, si les
circonstances s'y fussent prêtées. Beaucoup d'hommes d'autant de génie naturel que Shakespeare
ont vécu et sont morts inconnus qui eussent,
comme lui, jeté le plus vif éclat si le hasard les
avait mis dans les conjonctures exactement appro-
priées à l'éclosion et à l'épanouissement du génie
dramatique. Que d'obscurs soldats sont morts
sans gloire qui eussent pu, grâce à un heureux
concours d'événements, rivaliser avec les plus
grands capitaines !

La supériorité intellectuelle n'est pas un bloc.
Ce n'est pas par les mêmes facultés que l'artiste et le mathématicien s'élèvent, dans leurs
créations, au-dessus de la moyenne des esprits ;
et l'un et l'autre peuvent, en dehors de leur fa-

culté maîtresse, présenter dans leur constitution mentale des lacunes étranges, souvent insoupçonnées. C'est l'effet des variations que subit incessamment le système nerveux dans la génération et dont résultent, dans la composition de l'organe, des modifications intimes qui entraînent des perfectionnements mais aussi des malfaçons. Naturellement, son fonctionnement en subit les conséquences. Parmi tous les hommes vraiment supérieurs dont la vie est suffisamment connue, cherchez s'il en est quelqu'un qui ait été exempt de nervosisme : je gage que vous n'en trouverez pas.

Claude Bernard nous décrit ainsi le *moment* du génie : « Vous sentez un petit coup d'électricité qui vous frappe la tête, et, en même temps, vous saisit le cœur. Puis tout à coup vient un trait de lumière ; l'idée neuve apparaît comme une sorte de révélation subite ». N'est-ce point là une sorte de décharge, c'est-à-dire, selon le Dr Féré, dont les études psycho-physiologiques sont bien connues, un mode de l'activité nerveuse qui survient chez les individus qui manquent de frein cortical, c'est-à-dire de pouvoir d'arrêt sur leurs fonctions psychiques ? Seulement, au lieu que ce soit dans un cerveau de névropathe quelconque, c'est dans un cerveau par ailleurs supérieurement organisé qu'elle se produit.

De ce qui précède, on peut incidemment conclure que, si le nervosisme est un mal pour quelques individus, il est, dans une certaine mesure, un bien pour l'humanité. S'il aboutit dans quelques cas à des conséquences individuelles fâcheuses, il se hausse souvent jusqu'à favoriser la plus parfaite expression de l'intelligence humaine qui, sans lui, ne se serait peut-être pas développée. Sans cette variation incessante de l'organe nerveux, l'homme ne serait peut-être jamais sorti de l'animalité et toute son intelligence se bornerait sans doute à assurer, au sein des forêts ancestrales, sa sécurité et sa subsistance.

On sait par quels procédés bizarres beaucoup d'hommes célèbres arrivent à se procurer la tension cérébrale nécessaire à la décharge nerveuse créatrice. Schiller plongeait ses pieds dans la glace ; Milton et Descartes s'enfonçaient la tête dans des coussins ou des couvertures ; Rousseau méditait en marchant au soleil ; Cujas, Leibnitz, Rossini travaillaient couchés ; Gluck faisait transporter son piano au milieu d'une prairie. Nombreux sont ceux qui ont usé d'excitants et de poisons : café, alcool, haschish, opium.

Beaucoup d'écrivains ont trouvé dans leurs tendances névropathiques particulières l'inspiration de leurs plus incontestables chefs-d'œuvre. Certaines œuvres de Gœthe, de Chateaubriand, d'Alfred de Musset ne sont que l'expression, à un moment donné, de leur pessimisme et de leur ennui. Croyez-vous que si Pascal n'eût été, au point que l'on sait, la proie du doute métaphysique, il eût écrit ces *Pensées* tant admirées ? On pourrait mettre au défi l'écrivain le plus subtil et doué de l'imagination la plus extraordinaire, d'écrire quelque chose qui approche des productions littéraires d'Hoffmann et d'Edgar Poe, tant ces œuvres portent l'empreinte du toxique sous l'influence duquel elles furent écrites. S'imagine-t-on la musique de Chopin composée par un musicien bien pondéré, de mœurs et d'allures bourgeoises, produisant ses nocturnes et ses ballades comme un notaire rédige ses minutes ?

Écoutez le désespoir de Wagner, au temps où il écrivait ses chefs-d'œuvre : « Quel lamentable musicien je suis ! Quand je me mets au piano et que j'amalgame ensemble quelques misérables ordures, quelle conviction intime j'ai de ma gueuserie musicale ! Mes nuits sont le plus souvent sans sommeil ; épuisé et misérable, je sors du lit avec la perspective d'une journée qui ne m'apportera pas une seule joie. »

Toute cette littérature si curieuse, si passionnante, des confessions, des confidences, des mémoires, dont la perfection artistique ne le cède en rien aux œuvres d'imagination, n'est que l'effet de ce besoin de parler de soi, de se raconter, de noter et d'étaler les moindres détails de leur personnalité frémissante qui hante tant de neurasthéniques. Seulement il y a la manière, et celle des Jean-Jacques Rousseau, des Chateaubriand, des Amiel, des Goncourt est celle du talent ou du génie.

La célèbre marquise de Rambouillet, dont les initiatives heureuses bouleversèrent les mœurs de son temps et contribuèrent à l'avènement d'une société polie, était neurasthénique. Elle avait, selon Chapelain, d'éternelles maladies. Elle ne pouvait même écrire une lettre, tant la moindre ligne lui coûtait d'efforts. Elle souffrait d'un tremblement nerveux des mains et de la tête. Elle subissait des troubles singuliers de la circulation qui ne lui permettaient d'affronter ni l'air, ni la lumière, ni la chaleur ; ce qui la condamna, pendant toute sa vie, qui fut longue, à une existence de valétudinaire [1].

Les hommes de science et les philosophes ne sont, pas plus que les artistes, exempts de troubles névropathiques, et, en écrivant ceci, les noms de Swammerdam, de Haller, de Newton, d'A. Comte, de Nietzsche viennent sous ma plume. La mère de Schopenhauer, tout en appréciant comme il convenait le talent et la haute intelligence de son fils, refusait de vivre avec lui à cause de son humeur chagrine et de son insociabilité.

Les génies politiques n'échappent pas toujours à la règle. Le cardinal de Richelieu naquit chétif et eut une enfance maladive. Plus tard il devint neurasthénique ; il avait des crises de faiblesse, ou plutôt de dépression profonde alternant avec de courtes périodes d'exaltation excessive ; des maux de tête continuels, une fatigue indéfinissable, un état névralgique vague, une aptitude à ressentir douloureusement les impressions du monde extérieur et un excès de préoccupation émotive [2]. Napoléon lui-même n'avoua-t-il pas un jour au célè-

1. A. Cullerre. M** de Rambouillet et sa famille (*Archives d'anthropologie de Lacassagne.* Nouvelle série, t. II).
2. A. Cullerre. Les Richelieu et les Condé (*Archives d'anthropologie de Lacassagne,* 1912).

bre aliéniste Pinel que, par instants, il ne se sentait éloigné de la folie que par l'épaisseur d'un liard?

La plupart des grands conducteurs d'hommes ont offert les stigmates du nervosisme ou de la névropathie. Saint Paul était d'une constitution chétive et souvent malade. Mahomet était faible et débile et souffrait d'attaques convulsives. Luther avait des vertiges, des évanouissements, des hallucinations et une propension marquée à la mélancolie. Calvin était d'une santé extrêmement précaire, toujours prostré et cependant toujours actif. Une souffrance ne le quittait que pour faire place à une autre.

Cette coïncidence de la névrose et de la supériorité intellectuelle chez le même individu est un fait si général qu'il a été observé et reconnu dans tous les temps. Sans rappeler l'opinion bien connue des anciens à ce sujet, nous voyons que les peuples sauvages eux-mêmes le connaissent et s'en servent dans l'intérêt général de la tribu. Les chamans, sorciers des peuplades sibériennes, choisissent, pour les instruire dans leur profession, les enfants sujets aux convulsions, et les Patagons recrutent les leurs parmi ceux de leurs congénères qui sont atteints de maladies nerveuses.

* * *

Que deviendra plus tard ce bambin qui, le soir, à la vue des étoiles, est angoissé par le problème de l'infini; qui éprouve des inquiétudes mortelles parce qu'il n'a pas rangé ses livres de classe dans

l'ordre accoutumé et qui ne peut s'habiller ou se
déshabiller en paix qu'à la condition de compter
exactement chaque fois les boutons de son gilet ?
Quel sera le sort de cette petite fille que l'insomnie dévore si elle n'a pu embrasser sa mère avant
de se coucher ; qui ne peut souffrir sans malaise
une tache sur ses mains ou sur sa robe ; qui, par
crainte de les avoir mal dites, se décide à recommencer ses prières afin de se mettre en paix avec
sa conscience ? Que deviendront ces enfants trop
sensibles que tourmentent les doutes, les scrupules, les craintes vaines ou ridicules, toutes les obsessions, tout cet ensemble de phénomènes anormaux d'origine obsédante ou angoissante sur
lesquels nous avons insisté ailleurs ?

Parmi eux, certes, la part du feu doit être
faite ; quelques-uns sombreront tôt ou tard dans
un de ces états de trouble mental partiel que les
spécialistes désignent sous le nom de psychasthénie ; mais, ici encore, ces abandonnés du sort ne
formeront d'une exception. D'autres en conserve-
ront quelque empreinte, reconnaissable surtout
dans leur caractère hésitant, craintif, irrésolu,
scrupuleux à l'excès ou dans quelques bizarreries
d'humeur et de conduite. Le plus grand nombre
s'affranchira complètement de ce stigmate de déséquilibre mental au point qu'à moins d'être eux-
mêmes, personne ne pourrait soupçonner qu'ils
en ont été marqués à un moment donné.

Que de gens estimés, considérés, bien placés
dans la vie pour qui prendre une décision, même
la plus banale, est une souffrance ; qui ne jettent

pas une lettre à la poste sans être angoissés à la
pensée qu'ils n'ont peut-être pas bien mis l'adresse ;
qu'obsède la recherche de certains mots ; qui s'in-
quiètent d'avoir eu des pensées criminelles, coupables, dangereuses ou absurdes ; qui redoutent
sans savoir pourquoi le nombre treize ; qui ont
peur de l'orage, de l'obscurité, des chiens, des
chats, des microbes, de la vue et du contact de
certains objets ; qui n'osent toucher un bouton de
porte ; qui ne peuvent voir ou frôler sans un
violent frisson intérieur des objets velus, rugueux
ou lisses, certains fruits, certaines étoffes, certaines poteries, des coquilles d'œufs, de la craie, de
l'ardoise, des crayons fraîchement taillés ; qui
ont peur d'être enterrés vivants, d'être poussés à
se jeter à l'eau ou par la fenêtre, de se couper
la gorge en se faisant la barbe, et ainsi de suite.

Ces craintes, ces obsessions ne sont, en résumé,
que des espèces de tics de la pensée et, dans l'immense majorité des cas, ne s'opposent pas plus
aux obligations courantes de la vie que les grimaces involontaires que font les tiqueurs. Elles
ne sont que l'exagération d'un phénomène en
quelque sorte normal qui avait beaucoup frappé
les anciens psychiatres et qui leur avait fait entrevoir cette notion aujourd'hui classique de l'absence de frontières entre la raison et la folie [1].
« Existe-t-il une ligne tranchée qui sépare nettement la raison de son égarement, écrivait il y a

[1]. A. Cullerre. *Les frontières de la folie*. Paris, 1888.

presque un demi-siècle un des plus distingués
aliénistes italiens ? Lorsqu'on s'examine intérieu-
rement, on est péniblement affecté de la foule
d'idées désordonnées, bizarres, étranges, malsaines, mauvaises, honteuses, immorales, coupables
qui traversent notre cerveau. Le sens moral les
repousse, mais parfois elles nous poursuivent
avec acharnement ; et plusieurs nous laissent
amoindris, si même elles ne nous font pas rougir.
C'est le résultat du mélange de bien et de mal
qui est en nous [1]. »

Pascal enfant avait la crainte de l'eau. Pierre
le Grand partageait la même disgrâce ; il était
pris de tremblement à la vue d'un lac ou d'une
rivière. Cette peur lui venait, dit-on, de ce qu'à
l'âge de cinq ans, passant sur une digue et dormant dans les bras de sa gouvernante, le bruit
des flots l'éveilla en sursaut, ce dont il éprouva
une émotion qui ne s'effaça jamais. Il avait encore
d'autres craintes : la vue de certains insectes suffisait à le faire tomber en défaillance ; une blatte
dans un appartement le mettait en fuite.

Une princesse de Galles, au xviie siècle, ne pouvait souffrir l'odeur de la fleur d'oranger. Un
électeur de Bavière tombait en défaillance lorsqu'il voyait des oranges ou des citrons. Le duc de
Noailles, ministre du Régent, blêmissait à la vue
d'un chat. Meyerbeer se trouvait mal chaque fois
qu'un de ces animaux se présentait à sa vue.
R. Wagner était hanté par la peur de la mort su-

1. A. Verga. *Archivio italiano di psichiatria*, 1871.

bite. G. Flaubert enfant tremblait dans l'obscurité,
avait le vertige en montant à une échelle et à
treize ans fut obsédé par la pensée du suicide.

Qui ne connaît parmi ses relations quelque personne que fait tressaillir le contact du velours ou
le duvet d'une pêche ; que la vue d'une souris
jette dans une crise de nerfs, et qui, comme M⁰ᵉ de
Saint-Hérem, aux approches de l'orage, se four-
rerait volontiers à quatre pattes sous un lit par
peur du tonnerre ? La marquise de Sablé avait
une telle crainte des maladies que les médecins ne
pouvaient l'approcher que revêtus de robes de
chambre et de bonnets qu'elle leur faisait préparer à cet effet. Mᵐᵉ de Montespan, après sa retraite,
avait une telle crainte de la mort qu'elle ne dormait qu'entourée de femmes dont la seule occupation était de la veiller pendant son sommeil. Mᵐᵉ de
Grignan, fille de Mᵐᵉ de Sévigné, avait une peur
maladive de rougir en société. La marquise de
Brosses avait des pensées de blasphème quand
elle fixait ses regards sur un crucifix. Thomas de
Quincey était le jouet de nombreuses craintes
obsédantes. Il redoutait, en particulier, de mourir par combustion spontanée. Il n'utilisait les
pièces de monnaie qu'après leur avoir fait subir
un minutieux nettoyage et ne livrait ses manuscrits au compositeur qu'après les avoir soigneusement époussetés avec une brosse qu'il portait
toujours sur lui.

Les idées de doute sont parmi les plus rele-
vées, assurément, dans l'ordre des obsessions intellectuelles, mais aussi peut-être parmi les plus

douloureuses. Songez aux angoisses d'un Pascal,
qui en arrive à proposer de jouer à croix ou pile [1]
le problème de l'existence de Dieu. Croix sera
Dieu ; pile, le néant : pariez donc pour croix ;
vous ne risquez rien et vous pouvez tout gagner.
C'est par un procédé analogue que Jean-Jacques
Rousseau, voulant sortir de l'inquiétude intolérable où le plongeait la question de son salut éternel, prenait une pierre et la lançait contre un
arbre en disant : si je le touche, signe de salut ;
si je le manque, signe de damnation. C'est le même
Jean-Jacques qui a écrit ces paroles significatives : « Je voudrais bien savoir s'il passe quelquefois dans les cœurs des autres hommes des puéri-
lités pareilles à celles qui passent quelquefois
dans le mien. »

Voici une anecdote qui montrera jusqu'où peut
aller, sans supprimer tout rapport avec le monde
extérieur, cet état d'esprit angoissant que caractérise le doute et le scrupule. Marmontel avait
pour professeur un vieux jésuite, l'un des hommes de son temps les plus versés dans la bonne
latinité, dont il servait la messe : « Ce bon vieillard, dit-il, était dans ses prières, tourmenté de
scrupules pour des distractions dont il se dé-
fendait avec la plus pénible contention d'esprit ;
c'était surtout en disant la messe qu'il redou-
blait d'efforts pour fixer sa pensée à chaque
mot qu'il prononçait ; et, lorsqu'il en venait aux
paroles du sacrifice, les gouttes de sueur tom-

---

1. Nous dirions aujourd'hui : pile ou face.

baient de son front chauve et prosterné. Je voyais tout son corps frémir de respect et de foi, comme s'il avait vu les voûtes du ciel s'entrouvrir sur l'autel et le Dieu vivant y descendre. Il n'y eut jamais d'exemple d'une foi plus vive et plus profonde : aussi, après avoir rempli son devoir, en était-il comme épuisé [1]. »

Ce cas n'est pas unique et j'en ai personnellement observé d'identiques. Il ne nous en a pas moins conduits sur cette zone mixte où la santé et la maladie se confondent insensiblement. C'est pourquoi il nous faut revenir quelque peu sur nos pas pour tirer quelques conclusions de l'ensemble des remarques que nous avons faites.

En somme, l'immense majorité des timides, des hésitants, des scrupuleux ne sont ni moins actifs, ni moins laborieux que les autres hommes et leur rôle dans la société, pour être moins en vue, n'en est ni moins utile, ni moins fécond. Ce qui leur manque, ce n'est pas précisément la volonté, mais des raisons décisives de vouloir. Dans ses souvenirs d'enfance et de jeunesse, Renan met dans la bouche de sa mère cette phrase pleine d'un humour charmant que nous ne résistons pas au plaisir de reproduire : « Il y a des gens qui naissent pour être riches, d'autres qui ne le seront jamais. Il faut avoir des griffes, se servir le premier. Or c'est ce que nous n'avons jamais su faire. Dès qu'il s'agit de prendre la meilleure portion sur le plat qui passe, notre politesse s'y

1. Marmontel. *Mémoires*. Paris, 1804.

oppose ». Cette politesse est surtout faite de scrupules et de timidité. Elle laisse le champ libre à
ceux qui, pourvus de griffes, c'est-à-dire d'un caractère plus résolu, suivent, sans s'attarder aux
simagrées de la conscience, l'impulsion de leurs
passions prédominantes, quelquefois de leurs idées
fixes. On pourrait soutenir, non sans quelque vraisemblance, que c'est en donnant satisfaction à leur
orgueil, à leurs ambitions et à leurs instincts
égoïstes et dominateurs que beaucoup de ces professeurs d'énergie dont on nous a tant rebattu les
oreilles il y a quelques années, ont rendu service
à l'humanité et contribué à son progrès ; mais au
prix de quelles misères, de quels maux et de quelles souffrances !

*
* *

A défaut d'hommes de génie, le tempérament
nerveux fait les originaux, les excentriques, qui
sont, dans une certaine mesure, les pionniers de
ce qu'on est convenu d'appeler le progrès. Ceci
n'est pas un paradoxe, mais bien une vérité que
ne méconnaissent pas les philosophes les plus
circonspects. N'est-ce pas Stuart Mill qui a dit
qu'à notre époque de médiocrité générale et de
nivellement universel, l'excentricité d'esprit est le
seul réservoir d'où puissent jaillir les idées nouvelles ? L'homme trop pondéré, trop équilibré, à
mesure qu'il avance dans la vie, devient sceptique
et inactif. Il doute, d'abord, puis s'abstient, con-
vaincu de l'inutilité de tout effort en face de l'im-
mensité du mal. L'excentrique, l'original n'a pas

de ces découragements parce que sa passion domine son jugement, que ses idées le mènent et qu'il leur obéit sans résistance. D'ailleurs ils ne se sent pas comme tout le monde ; aux sentiers battus, sa pensée préfère les dédales et le mystère ; son œil découvre au monde extérieur des aspects nouveaux et singuliers ; il aime à s'engager dans des voies inexplorées. Doué d'une activité débordante, il suit imperturbablement les suggestions de sa sensibilité et de ses instincts, ébranle les préjugés séculaires, transforme les mœurs, bouleverse la littérature et les arts, fait ou suscite des inventions et des découvertes, prêche les évangiles nouveaux. C'est une force qu'il ne faut pas mépriser. A défaut de toutes ces tâches où quelques-uns seulement sont appelés à réussir, il n'en accomplit pas moins une besogne utile à la société. Ses bizarreries, ses emballements, ses outrances, que ce soit dans les arts, la peinture, la littérature, la poésie, la politique, éveillent un écho dans l'âme d'un grand nombre d'individus qui se sentent obscurément les mêmes goûts et les mêmes tendances et qui sont heureux de le suivre ou de se grouper autour de lui.

Parmi les originaux dont le monde pullule, il y en a assurément de nuisibles ; il y en a aussi qui côtoient de trop près l'aliénation mentale, mais ceux-là ne forment qu'une minorité presque négligeable.

La valeur sociale des instables eux-mêmes n'est pas aussi faible qu'on serait tenté de le supposer. Il y en a bon nombre, à la vérité, qui forment un

déchet et qui penchent, selon les cas, du côté de
l'arriération, de la débilité mentale, de la délinquance et de la criminalité. Mais, ce groupe éli-
miné, il reste une catégorie importante d'individus capables de tenir leur place dans la vie à la
condition de s'utiliser dans un milieu autre que
celui où ils sont nés et auquel ils sont incapables
de s'adapter. Notre société moderne, où tout est
tracé d'avance, où les aptitudes ne peuvent se
mouvoir que dans des cadres rigides et inexten-
sibles, où toute activité doit suivre une filière
sous peine de rester stérile ou nuisible, n'a pas
de place pour eux. Il leur faut un milieu où ils
n'auront que peu ou pas d'occasions d'entrer en
conflit avec les règlements, les lois sociales, les
mœurs et les préjugés des sociétés civilisées. Ce
milieu spécial, c'est la guerre, la colonisation, les
aventures d'outre-mer, les expéditions en pays
sauvage, les mines de l'Afrique australe et du
Klondyke qui le leur fournissent et ils s'y préci-
pitent à flots pressés, fort heureusement pour eux
et à l'avantage de la société dont ils se séparent.

Si l'on voulait donner des exemples d'aventuriers illustres ou ayant joué un rôle historique important, on n'aurait que l'embarras du choix. Fer-
nand Cortez avait été destiné au barreau par sa
famille, mais ce fut en vain qu'il entreprit les
études nécessaires ; son tempérament ardent et
primesautier se révolta contre la discipline et les
règlements, si bien qu'après deux ans employés
à toute autre chose qu'à la fréquentation des cours
et des bibliothèques, il dut revenir dans sa fa-

mille, où, tout en rongeant son frein, il se livra
avec emportement à tous les exercices physiques,
au maniement des armes et à l'art de dompter
les chevaux. Ses qualités, dit un biographe, étaient
obscurcies par des défauts qui tous prenaient leur
source dans la fougue de son tempérament. Il
avait des passions furieuses qui le poussaient à
tous les excès. Son père désespérait de venir jamais à bout de sa nature violente quand il fit un
coup de tête et s'enrôla dans une troupe de soldats ; mais étant tombé malade il ne put la suivre à la guerre, ce dont il fut au désespoir. Une
fois guéri, il se joignit à un groupe d'aventuriers
qui se disposaient à partir pour l'Amérique, mais
je ne sais quelle fâcheuse aventure l'empêcha encore une fois de suivre sa destinée. Ce ne fut que
deux ans après qu'il put enfin gagner les terres
nouvelles d'outre-mer et y commencer cette carrière merveilleuse qui ressemble à un conte des
mille et une nuits.

A côté de ces grands premiers rôles, une foule de
gens ordinaires, sans entrer en conflit avec le milieu où le sort les a appelés à vivre, n'en ont pas
moins l'esprit inquiet, porté au changement, à la
poursuite d'une vie meilleure. Ils comptent trouver dans l'émigration aux pays lointains la satisfaction de leur rêve aussi vague qu'ingénu. Il y a
beaucoup de ces rêveurs dans le torrent d'émi-
grants qui se déverse incessamment sur le sol
américain comme sur une sorte de nouvelle terre
promise, et parmi eux, nombreux sont ceux dont
l'équilibre mental précaire ne peut résister à la

porte trop rapide de leurs illusions. De là le nombre vraiment extraordinaire des étrangers de naissance qui figurent parmi les pensionnaires des maisons de santé des Etats-Unis et qui atteint l'énorme proportion de deux contre un dans la ville de New-York.

Parlerai-je enfin des infirmes du sens moral ? Bien que leur cause paraisse encore plus ingrate que celle des types psychologiques qui précèdent, je ne puis cependant me dispenser de rappeler que l'éducation peut beaucoup, sinon pour les moraliser au fond, tâche d'autant plus difficile que l'étoffe manque davantage, mais pour leur inculquer fortement le sens des nécessités sociales et le respect des lois et des règles de la morale commune ; ce qui, dans la vie, est encore l'habileté suprême et le moyen le moins aléatoire de réussir. Aussi, les individus de faible moralité innée, pour peu qu'ils aient quelque intelligence et qu'ils aient reçu une éducation solide, peuvent-ils très bien mener une existence correcte si quelque hasard malencontreux ne vient pas réveiller leurs instincts assoupis. Depuis que la France étend peu à peu sa domination sur le centre de l'Afrique et le Sahara, les Touaregs ont, dit-on, compris qu'il leur devenait impossible de continuer leurs habitudes de pillage, et, de pirates du désert, il se font commerçants et convoyeurs de caravanes. Dans le monde civilisé, il y a beaucoup d'hommes à l'esprit Targui dont la faible moralité sait cependant s'adapter au milieu et aux circonstances et qui tiennent correctement leur place aux

divers échelons de la vie civilisée. On en voit, à
la vérité, quelques-uns succomber et entrer en
conflit avec le code, mais, pour un qui chancelle,
il y en a des centaines qui demeurent dans le
droit chemin.

*
* *

Nous pensons en avoir assez dit pour faire comprendre que les symptômes de nervosisme observés chez les enfants ne comportent pas nécessairement un pronostic pessimiste ni même, le plus
souvent, défavorable. La plupart de ces phénomènes disparaissent avant l'âge adulte. Certains
stigmates, qui ne peuvent être effacés parce qu'ils
résultent d'imperfections, d'arrêts de développement, sont cependant susceptibles d'être neutra-
lisés dans une large mesure par une éducation
bien dirigée et ne mettent qu'exceptionnellement
obstacle à une vie sociale régulière. D'autres, enfin,
bien que persistant la vie entière, non seulement
ne s'opposent pas toujours à une activité physique et mentale intensive, mais encore jouent de
temps en temps le rôle de ferment dans l'éclosion
de ces qualités fortes ou subtiles qui permettent
à l'homme fait d'atteindre les sommets. Cela,
certes, ne va sans quelques maux et beaucoup de
souffrances, mais, a dit Renan, le parfait équilibre n'engendre que l'inertie ; c'est dans la gêne
qu'est le principe du mouvement ; le grand agent
de la marche du monde, c'est la d uleur[1].

1. E. Renan. *Dialogues philosophiqu*

TABLE DES MATIÈRES

MAYENNE, IMPRIMERIE CHARLES COLIN